Dr. Mathias Oldhaver
Wolfgang Spiller

Leaky Gut

DER DURCHLÄSSIGE DARM

Ursachen, Diagnose und naturheilkundliche Behandlung

Inhaltsverzeichnis

Einleitung

Der „durchlässige Darm“

Der Darm ist die größte Grenzfläche zwischen Körper und Außenwelt. Rund eine Tonne Nährstoffe werden pro Jahr über den Darm eines Erwachsenen aufgenommen. Gleichzeitig ist die Darmschleimhaut eine wichtige Barriere gegenüber schädlichen Noxen wie Allergenen, Krankheitserregern und Schadstoffen wie Schwermetallen usw. Wenn diese Barrierefunktion der Darmschleimhaut gestört ist und Antigene unkontrolliert ins Körperinnere strömen können, spricht man vom „Leaky Gut“. Dieser Begriff stammt aus dem Englischen und bedeutet übersetzt so viel wie „durchlässiger Darm“. Nährstoffe, Toxine, Stoffwechselprodukte und Erreger gelangen über die geschädigte Darmschleimhaut direkt in den Organismus und können hier Beschwerden verschiedenster Art hervorrufen.

Über die genauen Hintergründe des Leaky Gut kann an dieser Stelle noch keine abschließende Aussage getroffen werden. Man ist sich in der Wissenschaft noch nicht einig, wie genau das Leaky-Gut-Syndrom mit anderen Erkrankungen wie den chronisch entzündlichen Darmerkrankungen zusammenhängt, ob es Auslöser oder Folge dieser Erkrankungen ist (s. z.B. Hollander 2002). Entscheidend ist, dass durch Prävention und Behandlung des Leaky Gut Einfluss auf die Pathogenese der oben genannten Erkrankungen genommen werden kann.

Besonders auffällig ist, dass oft ein Zusammenhang zwischen dem Leaky Gut und vielen Autoimmunerkrankungen festgestellt wird. Aber auch bei neuropsychiatrischen Erkrankungen werden signifikant häufig Hinweise auf eine Verbindung zu Darm bzw. einem Leaky Gut gefunden. Dies hängt mit der erst seit einigen Jahren in den Fokus der medizinischen Forschung gerückten „Darm-Hirn-Achse“ zusammen. Das Leaky-Gut-Syndrom ist somit keine Erkrankung im eigentlichen Sinne, sondern ein

pathologischer Zustand, der bei vielen anderen Erkrankungen eine Rolle spielt. Dies bestätigt einmal mehr die große Bedeutung, die in der Naturheilkunde dem Darm als Schlüsselorgan beigemessen wird. So kann es beispielsweise hilfreich sein, bei Autismus oder Diabetes mellitus auch den Darm und ein mögliches Leaky-Gut-Syndrom zu berücksichtigen.
Um das Leaky-Gut-Syndrom besser einordnen zu können, werden zunächst die biomedizinischen Vorgänge beim Leaky Gut beschrieben, um dann im nächsten Schritt den Bezug zu assoziierte Erkrankungen herzustellen. Im Anschluss werden Optionen zur Therapie vorgestellt, bei denen die mikrobiologische Therapie eine Schlüsselrolle einnimmt. Abschließend werden dann konkrete Fallbeispiele vorgestellt.

Die Darmbarriere

Die Darmwand muss auf der einen Seite den Körper vor dem Eindringen pathogener Keime und unverträglicher Nahrungsbestandteile schützen, zum anderen aber die Durchlässigkeit für notwendige Nährstoffe gewährleisten. Diese Aufgabe erfordert eine intelligente Darmbarriere, bei der Bakterien der Darmflora, die Schleimhautzellen, das darmbasierte Immunsystem und das Nervensystem des Darms eng zusammenarbeiten (s. Abb. 1).

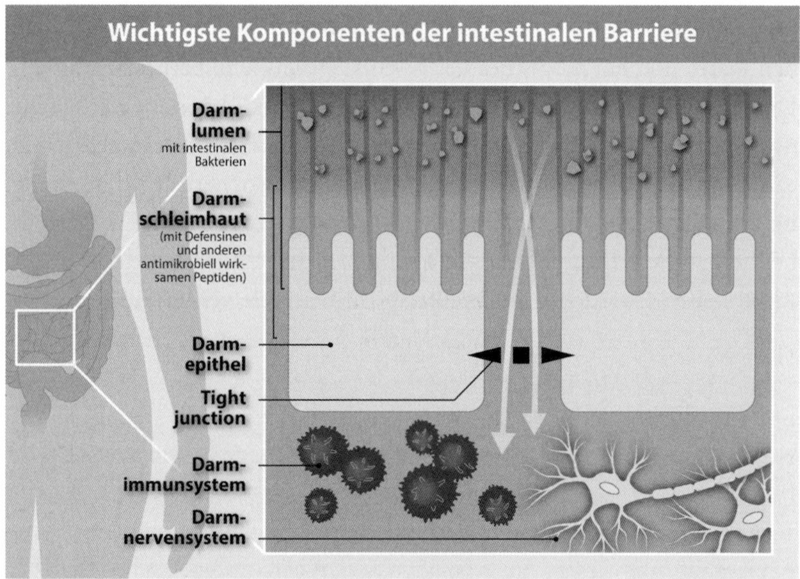

Abb. 1

Die komplexe Aufgabe der räumlichen Trennung zwischen Körper und Außenwelt wird vom Endothel- und Epithelgewebe des Darms wahrgenommen. Diese Epithelzellen sind durch spezielle Proteinkomplexe miteinander verbunden, den sogenannten Tight Junctions. Diese schmalen Bänder aus Membranproteinen sitzen in den parazellulären Kanälen zwischen den Epithelzellen der Darmwand und können die Epithelzellen ähnlich einem Klettband verschließen. Auf diese Weise bilden sie eine interzelluläre Diffusionsbarriere, die das parazelluläre Eindringen von Molekülen und Ionen durch das Epithel verhindert. Tight Junctions bilden damit den entscheidenden Schutz vor eindringenden Mikroorganismen (Shen et Turner 2006). Die Dichtigkeit dieses Tight-Junction-Proteinkomplexes wird durch die im Darmlumen befindlichen Nährstoffe beeinflusst. So erhöht sich beispielsweise die intestinale Permeabilität, wenn die intestinale Glucosekonzentration ansteigt (Parlesak 2009).

Der wichtigste Bestandteil der Tight Junctions sind die Claudine (von lateinisch ‚claudere'= ‚schließen'). Diese Proteine verschließen in den Epithelien die Zwischenräume zwischen den Zellen und ermöglichen eine Kontrolle des Flusses von Stoffen durch den Zellzwischenraum. Sie bilden somit eine Art Versiegelung zwischen den Zellen („parazelluläre Barriere"), welche die Epithelien benötigen, damit Ionen und Moleküle die Organe nicht frei passieren können. Eine Aufrechterhaltung eines bestimmten Milieus einzelner Kompartimente (wie beispielsweise pH-Werte von 1 bis 2 im Magen) wäre ohne diese parazellulären Barrieren nicht möglich. Die Integrität der Tight Junctions hängt von ausgefeilten Wechselwirkungen zwischen den Darmbewohnern und ihren Ausscheidungen, den Darmepithelzellen, dem Zellstoffwechsel und den Aktivitäten des darmassoziierten lymphatischen Gewebes ab.

Ein weiterer im Zusammenhang mit dem Leaky Gut erwähnenswerter Faktor der Darmbarriere ist das sekretorische Immunglobulin A (sIgA). Die Sekretion von sIgA ist notwendig zur Aufrechterhaltung der intestinalen Darmflora. Sie verhindert nicht nur die bakterielle Fehlbesiedlung, sondern auch eine überhöhte Proliferation von Enterozyten.

Ursachen und Entwicklung

Das Darmbarrieresystem aus Epithelzellen und Tight Junctions kann durch Störfaktoren wie Noxen (Medikamente, Alkohol, Nikotin), Allergene, bakterielle Toxine (insbes. Clostridium perfringens), Mikroorganismen (wie enteropathogene E. coli), proinflammatorische Zytokine, aber auch Stress erheblich beeinträchtigt und in der Folge durchlässig werden für Allergene, Schadstoffe und Krankheitserreger (Abb. 2).

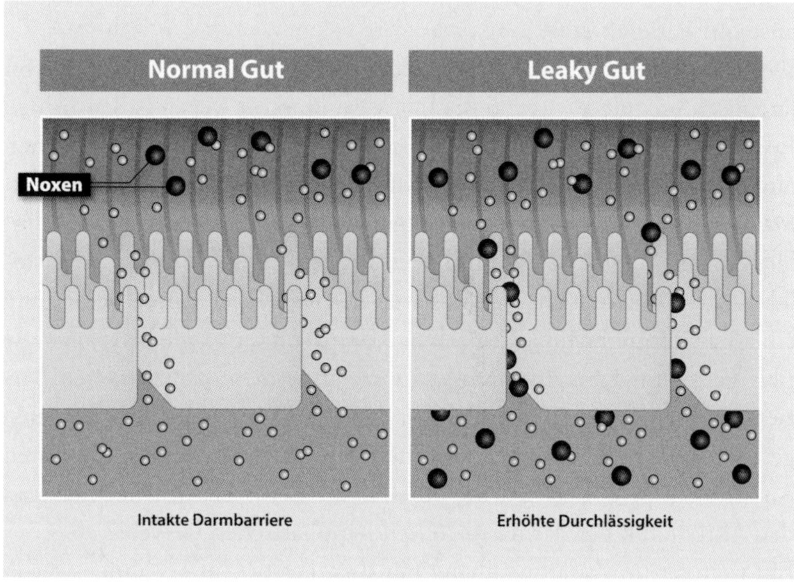

Abb. 2

Begünstigt wird das Leaky-Gut-Syndrom durch wiederholte Antibiotika-Gaben, falsche Ernährung oder auch Infektionskrankheiten mit Noroviren, Norwalkviren, Rotaviren und Adenoviren. Chronische Erkrankungen können sowohl Ursache als auch Folge eines Leaky-Gut-Syndroms sein – hier ist die Forschung noch relativ am Anfang (Odenwald 2013). Als Ursache sind chronische entzündliche Darmerkrankungen wie Morbus Crohn oder Colitis ulcerosa denkbar, weil dadurch Darmschleimhaut Schaden nimmt und durchlässig wird.

Auch eine Dysbiose kann die Entwicklung des Leaky Gut fördern: Je instabiler die Darmschleimhaut, desto größer das Risiko hinsichtlich einer Schädigung der Schleimhautbarriere. Auch intensives sportliches Training kann offenbar die Entwicklung eines Leaky-Gut-Syndroms begünstigen (Lamprecht 2012).

Durch den unkontrollierten Antigeneinstrom in den Bereich der Lamina propria des Darms werden Immunkaskaden in Gang gesetzt, die eine Sensibilisierung gegen Nahrungsbestandteile mit erhöhter Antikörperbildung nach sich ziehen. Der Einstrom überlastet die Leber und löst immunologische Reaktionen und Fehlregulationen aus. Die Nährstoffresorption wird beeinträchtigt, es bilden sich autoreaktive T-Zellen und zirkulierende Immunkomplexe, die sich in der Darmschleimhaut anreichern und Entzündungen triggern, welche das Darmepithel schädigen. Zudem können Autoimmunreaktionen ausgelöst werden.

Assoziierte Erkrankungen

Durch den unkontrollierten Einstrom von Noxen in den Körper kommt es zu einer verstärkten Aktivierung des Immunsystems und der Entstehung systemischer und chronischer Entzündungen. Ob nun die hier aufgeführten Krankheitsbilder Ursache oder Folge eines Leaky Gut sind, ist in der Forschung noch umstritten. Wichtig ist, dass die im Folgenden genannten Erkrankungen oft einen direkten Bezug zum Darm haben und nicht selten mit einem Leaky-Gut-Syndrom assoziiert sind. Bei der Behandlung dieser Erkrankungen sollte daher mithilfe der Symptom- und Labordiagnostik überprüft werden, ob ein Leaky Gut vorliegt, und dann entsprechend therapiert werden. Eine erfolgreiche Behandlung des Leaky Gut – etwa mithilfe der Ernährungs- und/oder der mikrobiologischen Therapie – kann somit dazu führen, dass auch der Genesungsprozess bei der Grund- oder Folgeerkrankung Fortschritte macht. Viele dieser Erkrankungen haben ihre Pathogenese in der Kindheit. Daher ist es wichtig, gerade bei Kindern die Möglichkeit, eines Leaky-Gut-Syndroms in Erwägung zu ziehen, um der Entstehung und dem Fortschreiten von Erkrankungen wie Reizdarm, Diabetes mellitus Typ I, Allergien, Asthma und Autismus schon im frühen Stadium rechtzeig entgegenzuwirken (Liu 2005).

CED und Reizdarm

Ein ganz klarer Bezug zum Leaky Gut liegt bei den chronisch entzündlichen Darmerkrankungen (CED) vor. Dieser Zusammenhang wurde schon recht früh erkannt (Fasano et Shea-Donohue 2005). So findet sich bei aktivem Morbus Crohn und aktiver Colitis ulcerosa eine gesteigerte mukosale Invasion und Translokation von Bakterien (Sartor 2008). Bei Patienten mit Morbus Crohn wird auch im symptomfreien Stadium eine erhöhte Darmpermeabilität gemessen. Die Pathogenese von CED sowie das Reizdarmsyndrom werden somit mit Defekten der

Epithelbarriere des Darms in Zusammenhang gebracht. In einer Studie an Patienten mit inaktiver Colitis ulcerosa und bei Patienten mit Reizdarmsyndrom konnte festgestellt werden, dass die Darmpermeabilität bei beiden Patientengruppen signifikant erhöht war – allerdings lokalisiert sich die erhöhte Permeabilität nicht im Dünn-, sondern im Dickdarm (Gecse 2012).

Der biomedizinische Hintergrund hängt mit den Claudinen, also den transmembralen Proteinen der Tight Junctions zusammen. Die epitheliale Tight Junction bestimmt die parazelluläre Wasser- und Ionenbewegung im Darm und verhindert auch die Aufnahme von großen Molekülen, einschließlich Antigenen, in einer unkontrollierten Weise. Claudin-2, eines der 27 Claudine, das diese Barrierefunktion reguliert, bildet einen parazellulären Kanal für kleine Kationen und Wasser. Es wird typischerweise in durchlässigen Epithelien wie dem proximalen Nephron und im Dünndarm exprimiert und bieten einen Weg für den parazellulären Transport von Natrium, Kalium und Flüssigkeiten. Bei CED, aber auch bei Immunerkrankungen wie Zöliakie und Infektionen wie der HIV-Enteropathie wird Claudin-2 in Dünn- und Dickdarm hochreguliert und führt zu Durchfall. Parallel zu dieser Hochregulierung werden auch andere epitheliale und Tight-Junction-Funktionen verändert und die luminale Aufnahme von antigenen Makromoleküle erhöht (Lüttig 2015).

Auch bei der Pathophysiologie des Reizdarmsyndrom scheint eine Störung der Epithelbarriere im Wechselspiel mit luminalen Faktoren (z.B. Lebensmittel und Bakterien, die in den Darm gelangen) und dem mukosalen Immunsystems eine wichtige Rolle zu spielen. So wurden beim Reizdarmsyndrom eine verminderte Expression und strukturelle Umlagerung von Tight-Junction-Proteinen im Dünn- und Dickdarm beobachtet, was zu einer erhöhten Darmpermeabilität führte – insbesondere bei postinfektiösem Reizdarm sowie Reizdarm mit Durchfall. Diese Störung der Darmbarriere verursacht einen erhöhten Ausstrom von Antigenen, was wiederum zu einer Überstimulation des mukosalen Immunsystems führt. Dementsprechend weisen bestimmte Untergruppen von Patienten mit Reizdarm sowohl eine höhere Zahl als auch eine erhöhte Aktivierung der Schleimhautimmunzellen, insbesondere der Mastzellen auf. Immunfaktoren, die von diesen Zellen freigesetzt werden, einschließlich Proteasen, Histamin und Prostanoide, tragen dazu bei, dass sich die Durchlässigkeit noch verstärkt und abnorme neuronale Reaktionen erfolgen, die sich in Bauchschmerzwahrnehmungen und Veränderungen der Stuhlgewohnheiten äußern (Barbara 2012).

Adipositas

Dass die Darmflora eine große Rolle bei der Frage spielt, ob jemand übergewichtig ist oder nicht, wird bereits durch zahlreiche Studien belegt (s. Oldhaver u. Spiller 2015). Die Darmflora erscheint zudem als eine wichtige Determinante bei der Pathogenese von entzündlich bedingter Fettleibigkeit. Neuere Studien zeigen die Bedeutung der Ernährung, wonach eine akute oder langfristige hohe Fett-Zufuhr den dramatischen Anstieg von Endotoxin verursachen und dadurch die Auswirkungen eines Typ-2-Diabetes verschärfen. Ein Leaky Gut fördert die Endotoxin-gekoppelte Lipidabsorption und damit die Erhöhung von zirkulierendem Endotoxin, wodurch entzündlich induzierte Stoffwechselerkrankungen zusätzlich befördert werden. Ziel einer Adipositasbehandlung muss es also sein, die Belastung des Körpers mit Endotoxinen zu verringern. Dazu ist es unabdingbar, die Darmschleimhaut durch entsprechende Behandlung zu stärken (Piya 2001). Vor diesem Hintergrund sollte bei übergewichtigen und adipösen Patienten grundsätzlich eine Darmsanierung angestrebt werden.

Autoimmunerkrankungen

Autoimmunerkrankungen sind gekennzeichnet durch Gewebeschäden und deren Funktionsverlust aufgrund einer Immunantwort, die gegen spezifische Organe gerichtet ist. Da bei vielen Autoimmunerkrankungen ein erhöhter Zonulin-Spiegel feststellbar ist (s. Kapitel ‚Diagnose'), wird ein direkter Zusammenhang zwischen Autoimmunerkrankungen und Leaky Gut angenommen. Denn Zonulin ist der einzige physiologische Modulator der Tight Junctions, welche die Durchlässigkeit des Darms regulieren. Wenn Zonulin bei genetisch anfälligen Personen dereguliert wird, können Autoimmunerkrankungen auftreten. Diese Erkenntnisse führten dazu, dass die Stärkung der Darmbarriere bei Autoimmunerkrankungen wie Zöliakie, Rheumatoide Arthritis, Multiple Sklerose und Spondylitis ankylosans als neuer, innovativer Behandlungsansatz mittlerweile intensiv diskutiert wird (Fasano 2012).

Insbesondere bei Diabetes mellitus Typ 1 und 2 deuten neuere Studien darauf hin, dass an den zugrunde liegenden Mechanismen der Krankheitsentwicklung eine abweichende Darmflora, die Deregulierung der Darmbarriere und eine veränderte Darmimmunantwort beteiligt sind (Vaarala 2008). Durch den erleichterten Zugang von Infektionserregern und Nahrungsantigenen zu Immunelementen der Schleimhaut kann es schließlich zu Immunreaktionen kommen, die Schäden an den pankreatischen Betazellen verursachen und zu einer erhöhten Zytokin-Produktion mit konsequenter Insulinresistenz führen (de Kort 2011). Eine andere Beobachtung ist die bakterielle Modifikation der Mikrobiota infolge der hohen Fettaufnahme, bei der aufgrund der dadurch erhöhten Darmpermeabilität Substanzen Zugang zur Leber erhalten, die diesen normalerweise nicht hätten. Die dadurch entstehende Kombination aus Entzündungsprozessen, oxidativem Stress und Lipidakkumulation führt zur Fettleber, die man oft in der sehr frühen Pathogenese von Diabetes mellitus beobachtet (Wiernsperger 2013).

Auch eine Studie mit gambischen Frauen hat die These bestätigt, dass die Translokation von biologisch aktiven Stoffwechselendprodukten der Darmflora über eine undichte Darmbarriere (metabolische Endotoxämie) unterschwellige Entzündungen hervorrufen kann, die wiederum eine Insulinresistenz auslösen. Die Daten dieser Studie stützen die Hypothese, dass die vom Darm abgeleiteten Entzündungsprodukte ein Faktor in der Entstehung von Fettleibigkeit und Diabetes sind (Hawkesworth 2013). Angesichts der aktuellen Kenntnisse kann davon ausgegangen werden, dass die Stärkung der Darmbarriere neue therapeutische Perspektiven in der Behandlung von Typ-1- und Typ-2-Diabetes beinhaltet.

Die primär sklerosierende Cholangitis (PSC) und die Autoimmunhepatitis (AIH) sind rätselhafte chronisch-entzündliche Erkrankungen der Leber, die immunologisch vermittelt und ebenfalls häufig mit chronisch entzündlichen Darmerkrankungen assoziiert sind. Beide Arten von Lebererkrankungen zeichnen sich durch unterschiedlich ausgeprägte Autoantikörper wie atypische perinukleäre, antineutrophile zytoplasmatische Antikörper (p-ANCA) aus (Terjung et Spengler 2009). Die Pathogenese dieser beiden Lebeerkrankungen wird mit einer veränderten intestinalen Permeabilität und der damit verbundenen bakteriellen Translokation in Verbindung gebracht. In einer Untersuchung an Patienten mit AIH und gesunden Freiwilligen wurden festgestellt, dass bei den AIH-Patienten die Integrität der Tight Junctions im Darm beeinträchtigt, das intestinale Mikrobiom gestört und die bakterielle Translokationsrate erhöht war. Die Forscher folgern daraus, dass die Schwere der AIH mit der Höhe der intestinalen Permeabilität korreliert (Lin 2015).

Neuere Untersuchungen legen nahe, dass auch bei der Pathogenese der rheumatoiden Arthritis, einer Autoimmunerkrankung mit bisher unbekannter Ätiologie, das Leaky-Gut-Syndrom ein wichtiger Faktor ist. Mausmodelle unterstützen die These, dass die Darmflora eine Rolle hinsichtlich der Prädisposition für die rheumatoide Arthritis spielt. Wenn dies so ist, könnten mithilfe eines Biomarkerprofils Personen mit einem erhöhten Risikoprofil identifiziert und die mikrobielle Zusammensetzung ihrer Darmflora mithilfe von Prä- und Probiotika positiv verändert werden (Taneja 2014).

Lebererkrankungen

Da bei einem Leaky Gut vermehrt Toxine, Antigene oder bakterielle

Stoffwechselendprodukte der Darmflora in den Körper dringen, wird die Leber als wichtigstes Entgiftungsorgan stark gefordert. Dieser Zustand kann mittelfristig die Leber so belasten, dass das Leaky Gut auch eine pathogene Rolle bei der fortgeschrittenen Leberzirrhose und deren Komplikationen spielen kann. Die beim Leaky Gut entstehenden erhöhten Plasma-Endotoxin-Werte werden als Surrogat-Marker für eine bakterielle Translokation gewertet. Diese Endotoxämie wird mit Kreislaufschwierigkeiten, portaler Hypertension, Nieren-, Herz-, Lungen- und Gerinnungsstörungen in Verbindung gebracht. Bakterienwachstum, erhöhte intestinale Permeabilität, das Versagen, Endotoxine zu inaktivieren, und die Aktivierung der angeborenen Immunität spielen wahrscheinlich eine wichtige Rolle bei dem pathologischen Zustand der bakteriellen Translokation. Daher sollten therapeutische Ansätze in Bezug auf die Leberzirrhose auch das Management der Darm-Leber-Achse mithilfe von Probiotika, Synbiotika, Präbiotika und deren Kombinationen berücksichtigen. Eine angemessene Behandlung der Darm-Leber-Achse kann auch bei der Prävention einer Leberzirrhose wirksam sein, weil es die fortschreitende Progression der Fibrose hemmt (Fukui 2015).

Nierenerkrankungen

Die Chronische Niereninsuffizienz (CKD) wird mit einer systemischen Entzündung sowie einer erworbenen Immunschwäche assoziiert, die Herz-Kreislauf-Erkrankungen und Infektionen fördern und zu lebensbedrohlichen Zuständen führen können. Untersuchungen zeigen die immunregulatorische Rolle der Darmflora bei der chronischen Niereninsuffizienz. Denn es wird angenommen, dass die Stoffwechselveränderungen bei einer Urämie – wenn also urinpflichtige Substanzen ins Blut gelangen – eine Dysbiose sowie eine erhöhte Translokation von lebenden Bakterien und bakteriellen Komponenten begünstigen. Dies wiederum führt zur Aktivierung der angeborenen Immunität und zur Entwicklung einer systemischen Entzündung. Eine dauerhafte Aktivierung des Immunsystems beinhaltet die Induktion von immunregulatorischen Mediatoren, die das angeborene und erworbene Immunsystem unterdrücken, ähnlich dem Konzept der ‚Endotoxintoleranz' oder der Immunparalyse bei einer fortgeschrittenen Sepsis oder chronischen Infektionen. In der renalen Wissenschaft wurde der Darm als Auslöser für nierenbedingte Immunstörungen und Komplikationen bisher vernachlässigt. In der mikrobiellen Forschung wird die pathogene Rolle der Darmflora bei Nierenerkrankung allerdings schon länger diskutiert und konkret gefragt, ob therapeutische Interventionen mit Prä- und Probiotika zur Manipulation der Mikroflora geeignet sind, um nierenbedingte Immunstörungen und die damit verbundenen Komplikationen zu verhindern (Anders 2012).

Depression

Die Wechselwirkungen zwischen Darmflora und dem Host umfassen ein komplexes Netz von Stoffwechselwegen und von biologisch aktiven Molekülen, die von Darmbakterien sezerniert werden. Davon werden wiederum einige in Partikeln als äußere Membranvesikel (OMVs) verpackt. Diese OMVs können aufgrund des Leaky Gut in den systemischen Kreislauf eintreten und zu verschiedenen Organen – auch zum Gehirn – gelangen, wo sie eine Vielzahl von immunologischen und metabolischen Reaktionen hervorrufen können. Interessanterweise deuten Experimente darauf hin, dass die OMVs auch die Durchlässigkeit der Blut-Hirn-Schranke beeinflussen. Vor diesem Hintergrund spielt die Gehirn-Darm-Achse in der Pathogenese der Depression eine wichtige Rolle. Man vermutet, dass Bakterien und bakterielle Produkte unterschwellige Entzündungsreaktionen hervorrufen können (Muraca 2015). Dies ist von Bedeutung, da depressive Perioden nicht nur mit Änderungen bei der Neurotransmission im zentralen Nervensystem verbunden sind, sondern auch durch strukturelle Veränderungen im

Gehirn durch neuroendokrine, entzündliche und immunologische Mechanismen begründet sein können. Daher vermutet man auch bei Depressionen eine Verbindung zu einem Leaky Gut, da dieser – eventuell in Verbindung mit einer IgG Nahrungsmittel-Überempfindlichkeit – zu entzündlichen Prozessen führen kann. Die Pathogenese der Depression würde demnach die nachfolgenden Entwicklungsstadien durchgehen: Der Gluten-Bestandteil Gliadin könnte eine Überproduktion von Zonulin auslösen, indem der epidermale Wachstumsfaktor-Rezeptor und der Protease-aktivierte Rezeptor aktiviert werden. Dadurch werden die engen Kontaktbarrieren (Tight Junctions) gelöst und die Permeabilität der Darmwand vergrößert – es kommt zum Leaky Gut. Dieser erlaubt Makromolekülen, die normalerweise im Darm bleiben würden, in den Blutkreislauf zu gelangen und eine IgG-abhängige Lebensmittelempfindlichkeit auszulösen. Dieser Zustand führt zu einer erhöhten Immunantwort und damit zur Freisetzung von proinflammatorischen Zytokinen, die wiederum zur Entwicklung von depressiven Symptomen führen. Bei einer Depression oder häufigen depressiven Verstimmungen sollte daher auch immer die intestinale Permeabilität geprüft werden, z.B. mithilfe der Biomarker Zonulin und spezifischer IgG-Konzentrationen gegen ausgewählte Nährstoffe. Im Falle einer erhöhten IgG-Konzentration sollten auf jeden Fall die zugrunde liegenden Nahrungsmittel im Rahmen einer spezifischen Diät eliminiert werden, um mögliche Entzündungsursachen zu beseitigen (Karakuła-Juchnowicz 2014).

Nicht nur unverträgliche Nahrungsbestandteile, auch eine generell erhöhte und durch einen Leaky Gut verursachte Bakterientranslokation kann die Immunantwort erhöhen und depressive Symptome auslösen. So wurden die Serumkonzentrationen von IgM und IgA gegen die Lipopolysaccharide (LPS) von gram-negativen Enterobakterien (Hafnia alvei, Pseudomonas aeruginosa, Morganella morganii, Pseudomonas putida, Citrobacter koseri und Klebsiella pneumoniae) bei Patienten mit Depressionen und gesunden Probanden gemessen. Das Ergebnis zeigte, dass der Serumspiegel von IgM und IgA gegen LPS bei den depressiven Patienten deutlich höher war als bei der Kontrollgruppe. Zudem gab es eine signifikante Korrelation zwischen der IgA-Antwort gegen LPS und gastrointestinalen Symptomen (Maes 2012).

Chronic-Fatigue-Syndrom

Das Chronische Erschöpfungssyndrom (CFS) ist eine noch wenig erforschte Erkrankung, deren Leitsymptom eine lähmende geistige und körperliche Erschöpfung ist. Auch Schmerzen, Schlafstörungen, Depressionen sowie gastrointestinale Probleme sind oft mit CSF assoziiert. Als Ursachen werden vor allem postinfektiöse Prozesse mit Herpes-Viren angenommen. Eine Sonderform ist die Cancer Fatigue (mit einer Krebserkrankung verbundener Erschöpfungszustand). Ein wichtiger Faktor ist zudem die bei CFS vorhandene Hemmung der mitochondrialen Atmungskette, das sogenannte „Sauerstoffmangelsyndrom" (Buist 2013).

Die Tatsache, dass CFS oft mit funktionalen gastrointestinalen Störungen wie Nahrungsmittelunverträglichkeiten, Diarrhoe und Reizdarmsyndrom verbunden ist, hat zu der Überlegung geführt, ob nicht auch hier ein Leaky Gut ursächlich sein könnte. Neuerdings gibt es Hinweise, dass CFS durch eine erhöhte Translokation von Endotoxinen aus gram-negativen Enterobakterien durch die Darmwand begleitet wird. Dies konnte durch erhöhte Prävalenzen und Mittelwerte für Serum-IgM und IgA gegen die Endotoxine von gramnegativen Enterobakterien nachgewiesen werden. Die Translokation ist durch eine erhöhte Darmpermeabilität begründet und zeigt eine Dysfunktion der Darmschleimhaut. In einem klinischen Bericht über den Fall eines 13-jährigen Mädchen mit CFS, das sehr hohe Werte für Serum-IgM gegen die LPS einiger Enterobakterien hatte und Anzeichen von oxidativem und nitrosativem Stress zeigte, wird dargestellt, wie mithilfe der Darmsanierung eine deutliche Verbesserung bei CFS erreicht werden könnte. Durch die Behandlung mit bestimmten Antioxidantien und eine „Leaky-Gut-Diät" – die beide darauf abzielen, die erhöhte Darmdurchlässigkeit zu behandeln – sowie durch die Gabe von Immunglobulinen konnte die erhöhte Translokation der LPS von Gram-negativen Enterobakterien normalisiert und schließlich eine komplette Remission der CFS-Symptome erreicht werden (Maes 2007).

Autismus

Auch Autismus-Spektrum-Störungen (ASS) werden oft mit einem Leaky Gut in Verbindung gebracht. ASS umfassen eine Gruppe von Neuroentwicklungsanomalien, die in der frühen Kindheit beginnen und durch Beeinträchtigung der sozialen Kommunikation und Verhaltensprobleme einschließlich eingeschränkter Interessen sowie repetitiver Verhaltensweisen gekennzeichnet sind.

Viele Kinder mit ASS leiden unter gastrointestinalen Beschwerden wie Bauchschmerzen, chronischen Durchfall, Verstopfung, Erbrechen oder gastroösophagealen Reflux- und Darm-Infektionen. Eine Reihe von Studien hat einen Zusammenhang zwischen ASS und erhöhter Darmpermeabilität, Leaky Gut und anderen gastrointestinalen Problemen offenbart. Eine Studie hat zum Beispiel bei 46,7 Prozent der Kinder mit Autismus Magen-Darm-Symptome festgestellt: Verstopfung (45,5%), Durchfall (34,1%) und andere (abwechselnd Durchfall / Verstopfung, Bauchschmerzen etc.: 15,9%). In derselben Studie wurde auch die intestinale Permeabilität bei Patienten mit Autismus und ihren Verwandten ersten Grades untersucht, um die Leaky-Gut-Hypothese zu verifizieren. Dabei wurden sowohl bei den Probanden mit, aber auch bei denen ohne Magen-Darm-Symptome das Fäkale Calprotectin (FC) sowie mithilfe des Lactulose/Mannitol-Tests die intestinale Permeabilität (IPT) bewertet. Dabei wurde ein hoher Prozentsatz der anormalen IPT-Werte bei Patienten mit Autismus (36,7%) und deren Angehörigen (21,2%) im Vergleich zu gesunden Probanden (4,8%) festgestellt. Patienten mit Autismus, die eine Gluten- und Kasein-freie Diät einhielten, hatten im Vergleich zu denen, die sich im Hinblick auf die Ernährung nicht einschränkten, deutlich niedrigere IPT-Werte. Erhöhte FC-Werte waren bei 24,4 Prozent der Patienten mit Autismus und bei 11,6 Prozent der Angehörigen erhöht. Die Ergebnisse unterstützen die Hypothese, dass Autismus mit Leaky Gut korreliert, und zeigen, dass bestimmte Patienten mit Autismus von einer glutenfreien Diät profitieren könnten. Die IPT-Veränderungen bei den Verwandten ersten Grades der autistischen Kinder deuten auf das Vorhandensein einer darmbasierten und mit den Tight Junctions in Verbindung stehenden Erbanlage hin (de Magistris 2010). Vor diesem Hintergrund und weil die Zahl an Fällen, in denen ASS diagnostiziert, in alarmierender Weise zunimmt, hat ein Expertengremium der ‚American Academy of Pediatrics' dringend empfohlen, weitere Untersuchungen in diesen Bereichen durchzuführen (Samsam 2014).

Wodurch wird der Leaky Gut nun verursacht? Eine aktuelle anerkannte Hypothese geht dahin, dass Darmbakterien zur Entwicklung von Autismus-Störungen beitragen können. Insbesondere ein gestörtes relatives Gleichgewicht zwischen den entzündlichen Bakterien Clostridien und Desulfovibrio und den entzündungshemmenden Bifidobakterien wird als Ursache angenommen. Das Ungleichgewicht führt zu einem undichten Darm, dessen poröse Epithelmembran dazu beiträgt, dass mikrobielle Toxine in das Blut freigesetzt werden, was wiederum eine Entzündung des Gehirns und in der Folge die Entwicklung von Autismus begünstigen kann. In einem Modellversuch wurde getestet, wie Veränderungen in der Populationsdynamik des Mikrobioms im Darm sich auf die unausgewogenen mikrobiellen Populationen mit Autismus-Patienten auswirken. Dabei hat sich gezeigt, dass eine nachhaltig präbiotische Behandlung in der Lage ist, die geringe Bevölkerungszahl von Bifidobakterien zu korrigieren. Entscheidend sei, durch eine Förderung der Bifidobakterien die Clostridien als Schlüsselfaktor für eine Autismus-Entwicklung zu zurückzudrängen (Weston 2015). Vor diesem Hintergrund erscheint bei Patienten mit ASS eine Behandlung mit einem Synbiotikum, das sowohl präbiotische Anteile wie Inulin wie auch Bifiduskulturen enthält, sinnvoll (z.B. Darmflora plus Dr. Wolz).

Nahrungsmittelunverträglichkeiten

Nahrungsmittelallergien oder -unverträglichkeiten haben oft ihren Ursprung in einer gestörten Darmbarriere. Durch die erhöhte intestinale Permeabilität können vermehrt Antigene aus der Nahrung eindringen. Dieser Zustand fördert insbesondere bei Kindern Lebensmittelallergien.

Am bekanntesten ist die Glutenunverträglichkeit (Zöliakie), also die Unverträglichkeit gegen das Klebereiweiß bestimmter Getreidearten. Hierbei spielt das Gliadin eine wichtige Rolle, mit dem alle in Alkohol löslichen Reserveproteine des Weizens bezeichnet werden. Gliadin ist ein Bestandteil des Glutens, der als immunotoxisch gilt. Bei einer Glutenunverträglichkeit bildet der Organismus Antikörper gegen das Gliadin, nachdem es in den Blutkreislauf aufgenommen und dort durch ein bestimmtes Enzym verändert wurde. Bei dieser lokalen Immunreaktion werden die T-Zellen des Darmes aktiviert. Diese Immunreaktionen werden nur von Menschen mit einer starken Glutenunverträglichkeit bemerkt – und zwar in der Regel durch Verdauungsstörungen und Übelkeit. Allerdings geht man heute davon aus, dass die erhöhte Durchlässigkeit der Darmschleimhaut nach Getreideverzehr grundsätzlich bei jedem Mensch auftritt.

Gliadin regt nämlich die Bildung des Darmproteins Zonulin an, das die Durchlässigkeit der Darmschleimhaut reguliert. Über verschiedene Signalwege bewirkt es, dass sich die Barriere der Zellzwischenräume öffnet und für Makromoleküle permeabel wird (Drago 2006). Das Gluten kann dann die Darmschleimhaut schädigen, indem es einen Zellverlust bewirkt und die Aufnahme der Nährstoffe beeinträchtigt sowie das Zytoskelett der Darmzellen verändert. Zudem kann durch das Gluten auch die Menge der Hitzeschockproteine minimiert werden, wodurch die Zellen empfindlicher gegenüber Schädigungen werden (Ovelgönne 2000).

HIV

Neuere Erkenntnisse zeigen, dass die Mehrzahl der CD4 + T-Lymphozyten während der akuten HIV-Infektion verloren geht, wobei die Schleimhautbereiche am stärksten betroffen sind. Die Häufigkeit der Infektion ist sehr hoch in intestinalen CD4 + T-Zellen, und die Verminderung dieser Zellen bleibt bis zur chronischen Phase der Infektion bestehen. Die Infektion wird mit einer erhöhten Darmpermeabilität assoziiert, wobei die mikrobielle Translokation durch erhöhte zirkulierende Lipopolysaccharide (LPS) belegt werden kann. Die Höhe des Plasma-LPS-Niveaus korreliert dabei mit der systemischen Immunaktivierung, welche die chronischen HIV-Infektion fördert (Douek 2007). Neben der antiretroviralen Therapie, welche die Plasma LPS reduziert, ist vor diesem Hintergrund auch eine mikrobiologische Therapie zur Stärkung der Schleimhautbarriere angezeigt. Denn die mit der antiretroviralen Therapie bei HIV-Patienten oft verbundene Nebenwirkung des Durchfalls wird typischerweise durch Proteaseinhibitoren verursacht (z.B. Ritonavir), die wiederum die intestinale epitheliale Barriere beschädigen können (McArthur 2012). Um die retrovirale Therapie nicht unterbrechen zu müssen und die Lebensqualität des Patienten zu verbessern, kann die Gabe von Probiotika bei nicht-infektiösen Durchfällen daher sinnvoll sein.

Tumore

Neuere Studien gehen davon aus, dass das Leaky Gut auch bei der Pathogenese von benignen und malignen Tumoren eine Rolle spielt. Zusammen mit dem Darm-assoziierten lymphatischen Gewebe und dem neuroendokrinen Netzwerk steuert die Darmepithel-Barriere mit ihren interzellulären Tight Junctions das Gleichgewicht zwischen Toleranz und Immunität gegen Nicht-Selbst-Antigene. Zonulin ist der einzige bisher beschriebene physiologische Modulator dieser Tight Junctions und daher ein wichtiger Faktor in der Aufrechterhaltung des Gleichgewichts zwischen Toleranz und Immunantwort. Wenn der fein abgestimmte Zonulin-Weg bei genetisch anfälligen Personen gestört wird, kann es nicht nur zu intra- und extraintestinalen Autoimmun- und Entzündungserkrankungen kommen – auch Tumorerkrankungen können die Folge sein (Fasano 2011). Die These, dass eine Störung der Homöostase zwischen Toleranz und Immunantwort ein Faktor in der Pathogenese von chronischen Erkrankungen einschließlich Krebs ist, wird auch von weiteren aktuellen Untersuchungen unterstützt (Saggioro 2014).

Exkurs

Leaky Gut bei Leistungssportlern

Neue Studien zeigen, dass auch intensive körperliche Aktivität etwa bei Leistungssportlern die Darmbarrierefunktion beeinträchtigen kann. Symptome sind vermehrt auftretende Probleme im Magen-Darm-Bereich wie Durchfall, Blähungen, Krämpfe, Übelkeit oder sogar anale Blutungen. Als Ursache wird erhöhter Stress durch häufige, erschöpfende Anstrengungen, Hitzestress oder Medikamente wie die unter Leistungssportlern gebräuchlichen steroidalen Entzündungshemmer (Painkiller) angenommen.

Die dahinterstehenden physiologischen Prozesse sind vielschichtig. Die Entstehung des „Sportler-Leaky-Gut" wird offenbar unter anderem begünstigt durch eine Reduzierung des Blutflusses während des Trainings, eine erhöhte Kerntemperatur, Scherkräfte aufgrund der Bewegung, die vermehrte Freisetzung von freien Sauerstoffradikalen, die Aktivierung von Immunzellen und Freisetzung von Immunfaktoren, ein überaktives autonomes Nervensystem und pH-Verschiebungen (Kräftner 2011).

Durch das Leaky-Gut-Syndrom kommt es durch die Absorption von Pathogenen bzw. Toxinen in das Gewebe und den Blutkreislauf zu einer Endotoxämie. Dies führt zu einer erhöhten Anfälligkeit für Infektionskrankheiten und Autoimmunerkrankungen. Gerade für Sportler, die während intensiver Trainingsphasen aufgrund der erhöhten Konzentration freier Sauerstoffradikale ohnehin besonders anfällig sind („Open Window"), ist diese zusätzlich Beeinträchtigung gerade vor Wettkämpfen besonders belastend.

Gerade für Sportler ist die mikrobiologische Therapie, also die Gabe hochwertiger Probiotika, nicht nur zur Stärkung des darmbasierten Immunsystems, sondern auch bei trainingsbedingtem Leaky Gut gezeigt

(s. z.B. Lamprecht, Frauwallner 2012). Zur Unterstützung der Schleimhaut ist darüber hinaus Colostrum für Sportler eine sinnvolle Ergänzung. Eine englische Studie mit Sportlern hat gezeigt, dass Colostrum der pathogenen Durchlässigkeit des Darms entgegenwirken kann. Colostrum ist eine einzigartige Zusammensetzung aus Proteinen, Enzymen, Wachstumsfaktoren, Vitaminen, Aminosäuren, Mineralien und Antikörpern, den so genannten Immunglobulinen. In der englischen Studie mussten die Probanden sich so lange stark belasten, bis durch die Bewegung eine Temperaturerhöhung und eine Verschiebung der Hormonprofile im Darm messbar waren. Anhand der Untersuchungen der Darmschleimhaut-Zelllinien konnte gezeigt werden, dass Colostrum vom Rind einen schützenden Einfluss auf die Darmschleimhaut hat. Diese positive Wirkung des Colostrum auf die Durchlässigkeit des Darms hängt mit dessen Inhaltsstoffen zusammen, wie Immunglobuline, antimikrobielle Peptide (Laktoferrin, Laktoperoxidase), Wachstumsfaktoren und Zytokine. Diese Substanzen unterstützen die Regeneration der empfindlichen Darmzellen. Das Colostrum erhöhte die Stress- und Temperaturresistenz der Darmzellen (s. Studie von Marchbank et al. 2011).

Diagnose

Symptome

Da der Leaky Gut keine Erkrankung im eigentlichen Sinne ist, sondern vielmehr als Ursache oder Folge anderer Erkrankungen angesehen werden muss, ist es schwierig, konkrete Symptome zu identifizieren, die eindeutig auf einen Leaky Gut schließen lassen.

Die Symptomatik muss daher immer mit der mit dem Leaky Gut in dem entsprechenden Fall assoziierten Erkrankung betrachtet werden. Wenn beispielsweise eine Autismus-Störung vorliegt und der Patient gleichzeitig über Verdauungsprobleme mit Blähungen, Bauchkrämpfen, Völlegefühl, Übelkeit und einem Wechsel aus Durchfall und Verstopfung klagt, so sollte hier die Möglichkeit eines Leaky Gut in Erwägung gezogen werden. Die eben beschriebene gastrointestinale Symptomatik kann aber auch auf einen Reizdarm hindeuten, der allerdings wiederum ebenfalls mit einem Leaky Gut assoziiert sein kann. Bei unklaren Abdominalbeschwerden sowie chronisch-entzündlichen Darmerkrankungen können Störungen der intestinalen Barrierefunktion eine Rolle spielen.

Wichtig ist auch, auf mögliche Symptome von Vitalstoffmängeln zu achten, da die Resorptionsleistung des Darms aufgrund des Leaky Gut fehlerhaft sein kann. Daher wird er oft begleitet von Verwertungsstörungen, die sich durch Gewichtsverlust, Lymphödeme, Blutungsneigung der Darmschleimhaut, Anämie, Krämpfe, Schwäche oder Ausbleiben der Regelblutung äußern können. Eine Blutuntersuchung kann hierüber Klarheit geben. Dabei sind auch erhöhte Leberwerte ein Indiz für einen Leaky Gut, da die Leber aufgrund des unkontrollierten Einstroms von Noxen eine erhöhte Entgiftungsleistung zu bewältigen hat.

Bei einem Leaky Gut ist zudem von einem geschwächten Immunsystem auszugehen. Zum einen ist die für ein intaktes darmbasiertes Immunsystem notwendige Darmflora bei einem Leaky Gut geschädigt,

zum anderen wird durch den ungezügelten Einstrom von Noxen (wie bakterielle Toxine) in den Körper das Entgiftungs- und Immunsystem überfordert. Neben einer erhöhten Infektanfälligkeit können damit auch Leistungsabfall, Abgeschlagenheit, Schlappheit und Müdigkeit auf das Leaky-Gut-Syndrom hinweisen. Das Abwehrsystem des Körpers kann auf die übermäßige Belastung durch Noxen auch mit Entzündungszeichen reagieren, wie z.B. Rötung oder Schwellung von Haut, Schleimhäuten und Gelenken. Daneben ruft das Leaky-Gut-Syndrom noch weitere Symptome durch die im Organismus auftretenden Entzündungen hervor, die sich vielfältig äußern können und oft nicht mit dem Darm in Verbindung gebracht werden. Dazu gehören unter anderem Rheuma, Akne, Neurodermitis, Migräne, niedriger Blutdruck, Arthritis, Osteoporose und Asthma.
Hinzu kommt der vermehrte Einstrom von Allergenen aus der Nahrung und die Bildung entsprechender Antikörper, die eine Allergie auslösen und bisher für den Patienten unbedenklichen Nahrungsmittel unverträglich machen. Daher ist bei Nahrungsmittelallergien bzw. -unverträglichkeiten immer die Möglichkeit eines Leaky-Gut-Syndroms zu evaluieren.
Besondere Beachtung verdienen auch psychische Erkrankungen, die oft mit Problemen des gastrointestinalen Bereiches assoziiert sind (s.u.). Der Einstrom von Noxen schwächt den Körper und wirkt sich auf die Psyche aus. Oft bedingen sich Leaky Gut und psychische Erkrankungen gegenseitig. Daher sollte bei Patienten, die unter depressiven Verstimmungen leiden, immer auch die Möglichkeit des Leaky-Gut-Syndroms mit einbezogen werden, insbesondere dann, wenn weitere einschlägige Symptome wie Darmstörungen, Infektanfälligkeit und allgemeine Schwäche hinzukommen.
Die hier beschriebenen Symptomatiken und die Herstellung von Verbindungen zu assoziierten Erkrankungen (wie Depression in Verbindung mit Darmstörungen) können allerdings nur einen Verdacht auf einen Leaky Gut erzeugen. Um einen Leaky Gut zu diagnostizieren, sind letztlich Laborparameter (s. nächsten Abschnitt) und gegebenenfalls eine Darmbiopsie erforderlich.

Laborparameter

Im Folgenden sollen Laborparameter vorgestellt werden, mit deren Hilfe das Vorliegen des Leaky-Gut-Syndroms diagnostiziert werden kann. Denn mithilfe von biochemischen Markern können Veränderungen an der Darmschleimhaut erkannt werden, die Hinweise auf einen Leaky Gut geben. Diese pathologischen Veränderungen können Ursache oder Folge des Leaky-Gut-Syndroms sein.

Intestinale Ökobilanz

Die ‚intestinale Ökobilanz' ist ein Baustein in der Diagnostik von Darmerkrankungen, die insbesondere dazu geeignet ist, mögliche Dysbiosen zu identifizieren. Mit der intestinalen Ökobilanz wird nämlich der mikrobiologische Stuhlbefund einschließlich des Stuhl-pH-Werts mithilfe eines Summenindexes interpretiert. Mithilfe eines Punktesystems werden Abweichungen einzelner Keimarten von der physiologischen Gesamtzahl sowie Abweichungen des pH-Werts vom Normwert bewertet. Je größer dabei die Abweichungen, desto höher der Punktwert. Die Summe der einzelnen Punktwerte ergibt dann die intestinale Ökobilanz, die den Zustand der intestinalen Mikroökologie abbildet. Die intestinale Ökobilanz bewertet alle Keime gleich, die pathogenetische Bedeutung einzelner Keime wird nicht berücksichtigt. Zudem orientiert sich die intestinale Ökobilanz an den Normwerten, die für den gesunden, durchschnittlichen Erwachsenen gelten; altersabhängige Veränderungen der Darmflora werden nicht berücksichtigt. Auch Verdauungs-, Entzündungs- und Immunparameter aus der Stuhluntersuchung sind nicht Teil der intestinalen Ökobilanz werden nicht berücksichtigt. Sie sind i.d.R. jedoch obligat für die ätiologische Einordnung mikrobieller Verschiebungen und müssen daher zusätzlich bei der Beurteilung des Zustands der intestinalen Mikroökologie berücksichtigt werden.

Beim Leaky Gut verändert sich der pH-Wert in den alkalischen Bereich, die Ökobilanz übersteigt den Wert 6 und die Kolonisationsresistenz nimmt ab. Außerdem verursachen chronisch entzündliche oder chronisch allergische Reizzustände der Dünndarmschleimhaut, dass diese aus der Nahrung Eiweißpartikel hindurchwandern lässt, was normalerweise verhindert wird.

Fett- und Stickstoffanreicherungen im Stuhl

Erhöhte fäkale Fett- und Stickstoffwerte deuten auf eine Maldigestion oder Malabsorption hin. Diese können zu einem Defizit an Vitalstoffen führen. Bei einer erhöhten Fettausscheidung kann ein Gallensäuremangel, bei einem erhöhten Stickstoffanteil kann eine Pankreasinsuffizienz die Ursache sein. Besonders bei Risikopatienten mit Gallensteinen, Diabetes oder Osteoporose sollte in diesem Fall die Pankreas-Elastase 1 bestimmt werden.

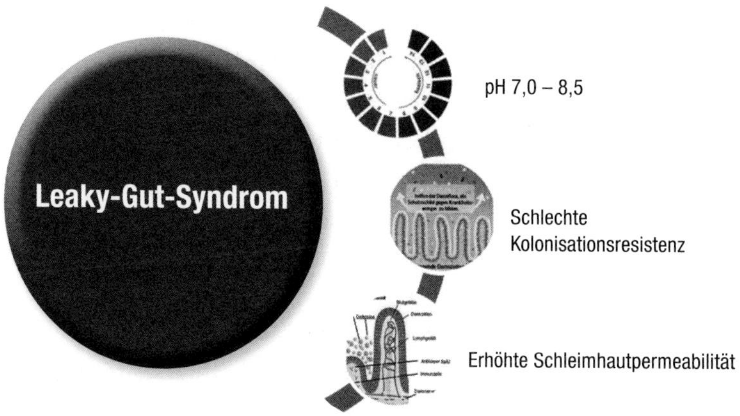

Erhöhtes sIgA

Der sekretorische Antikörper IgA dient im Darmlumen der Abwehr von lokalen Infektionen und der Bindung von Antigenen aus Nahrungsmitteln. Die Produktion von sIgA ist bei humoralen Immundefekten, rezidivierenden Infekten und Atopien vermindert. Ein erhöhter fäkaler sIgA-Wert deutet auf eine akute Darmentzündung hin.

Verlust an Defensin 2

Die Darmschleimhaut bildet das humane β-Defensin 2, kleine 33–47 Aminosäuren lange Peptide, die drei intramolekulare Disulfidbrücken besitzen. Defensine kommen in allen tierischen Organismen und höheren Pflanzen vor und dienen der Abwehr von mikrobiellen Erregern, vor allem Bakterien, aber auch Pilzen (Candida) und Toxinen. In Säugetieren findet man sie zahlreich auf Haut- und Schleimhautoberflächen. Zudem fördern Defensine die Ausreifung dendritischer Zellen und die spezifische Immunabwehr. Bei bestimmten Erkrankungen (Neurodermitis, Asthma, CED) wird zu wenig Defensin produziert. Auch Dysbiosen mit Leaky Gut sind oft verbunden mit einem Verlust an Defensinen in der Schleimhaut des Darmes. Verantwortlich für diese Störung sind in erster Linie Medikamente insbesondere Antibiotika. Beta-Defensine werden endogen von der Schleimhaut gebildet und sind ein Bestandteil des angeborenen Immunsystems. Bei einem gesunden Menschen gibt es auf einem Gen vier Abschnitte, so genannte Defensin produzierende Genabschnitte. Diese beeinflussen das Immunsystem positiv. Defensine sind im Grunde eine Art körpereigenes Antibiotikum. Die Bedarfssteuerung der Defensin-Bildung hängt von der wandständigen Darmflora ab. Erniedrigte Werte weisen auf eine Abnahme der Kolonisationsresistenz und eine Permeabilitätsstörung der Darmschleimhaut hin. Auffallend ist der deutliche Mangel von Beta-Defensin bei Morbus Crohn. Bei an Morbus Crohn erkrankten Menschen fehlt meist einer dieser vier Abschnitte. Hier sind nur drei Defensin-produzierende Abschnitte vorhanden. Dadurch kann die Abwehr geschwächt werden und Krankheiten wie Morbus Crohn entstehen.

Fäkale Entzündungsmarker

Unterschiedliche fäkale Entzündungsmarker lassen einen differenzierten Blick auf mögliche Entzündungen der Darmschleimhaut zu:

» *Calprotectin und Lysozom: Indikatoren für Ausmaß der Leukozyteneinwanderung in das Darmlumen und damit für akute entzündliche Prozesse. Zusammen mit Lactoferrin kann der Verlauf chronisch entzündlicher Darmerkrankungen (Colitis ulcerosa, Morbus Crohn) kontrolliert werden.*
» *α-1-Antitrypsin: Dieser Entzündungsmarker deutet zudem auf Permeabilitätsstörungen der Darmschleimhaut hin.*
» *Eosinophiles Protein X (EPX): Bei vielen entzündlichen Prozessen werden die Eosinophilen Granulozyten aktiviert, die positiv geladene Granulaproteine wie das EPX abgeben.*

Eine Erhöhung aller Entzündungsmarker weist auf eine Entzündung hin. Ist nur der EPX-Wert erhöht, ist von einer Typ-1-Nahrungsmittelallergie auszugehen.

Erhöhtes Zonulin

Das Regulatorprotein Zonulin ist in Serum und Stuhl als Marker für eine unphysiologische Durchlässigkeit der Darmschleimhaut noch relativ neu. Normalerweise reguliert es die Öffnung der Membranproteine (Tight Junctions) und damit den selektiven Stofftransport aus dem Darmlumen ins Körperinnere. Kommt es aufgrund einer Schädigung der Mukosa zu einem direkten Kontakt zwischen Tight Junctions und pathogenen Bakterien, wird vermehrt Zonulin produziert. Die Folge: Die Tight Junctions bleiben zu lange geöffnet und erlauben einen unkontrollierten Strom von Substanzen – darunter auch Noxen – in das Körperinnere. Mit Zonulin kann also eine Schädigung der Tight Junctions detektiert werden.

Insbesondere Zöliakie- und Diabetes-Typ-1-Patienten zeigen erhöhte Konzentrationen von Zonulin (Fasano 2011). Mit einem Typ-1-Diabetes gehen offenbar ein Anstieg des Zonulin-Spiegels und eine erhöhte Durchlässigkeit der Darmwand einher. Da vermutet wird, dass bei der Entwicklung der Zöliakie und anderer Autoimmunkrankheiten ein erhöhter Zonulin-Spiegel eine Rolle spielt, sollte die Bestimmung des Zonulins auch bei Patienten mit Zöliakie, Diabetes mellitus Typ 1, Multiple Sklerose und Rheumatoide Arthritis erfolgen.

Behandlung

Von einer „Behandlung des Leaky Gut" zu sprechen, greift sicher viel zu kurz. Denn wie oben beschrieben, ist eine gestörte Darmbarriere in der Regel nicht nur mit konkreten Symptomen im gastrointestinalen Bereich verbunden. Die durch die veränderte Darmpermeabilität bedingte Endotoxämie ist darüber hinaus mit zahlreichen Erkrankungen, insbesondere Autoimmunerkrankungen, assoziiert. Mit anderen Worten: Eine Leaky-Gut-Therapie kann sich direkt oder indirekt auch positiv auf die oben genannten Erkrankungen auswirken, da deren Pathogenese offenbar mit einer gestörten Darmpermeabilität verbunden ist.

Ernährungstherapie

Bei Allergien und Nahrungsmittelunverträglichkeiten (in Verbindung mit einem hohen Nahrungsmittel-IgG!) sollten natürlich zunächst die Allergene bzw. unverträglichen Nahrungsbestandteile ausgeschaltet werden. Ein hoher IgG-Anteil ist ein wichtiger Hinweis auf eine mögliche Nahrungsmittelallergie, muss aber nicht zwangsläufig bedeuten, dass die entsprechenden Lebensmittel nicht vertragen werden. Dennoch ist es ratsam, zumindest versuchsweise, diese Lebensmittel aus dem Ernährungsplan des Patienten konsequent zu streichen. Dies gilt insbesondere für chronisch entzündliche Darmerkrankungen (v.a. M. Crohn).

Nahrungsmittel, die hier besonders auffällig hervortreten und über einen längeren Zeitraum der Behandlung zu meiden wären, sind:

» *Kuhmilch und -produkte, außer Butter*
» *Sahne*
» *Ei und -produkte*
» *Ziegenmilch und -produkte*
» *Schafmilch und -produkte*

» *Fleisch und -produkte, außer Geflügel und Fisch*
» *Industriezucker und -produkte*
» *Kaffee*
» *Getreidekaffee*
» *Alkohol*

Alternativ zu Milch- und Milchprodukten können Sojamilch, Reismilch, Mandelmilch oder Hafermilch verwendet werden. Sojajoghurt ist ebenfalls erlaubt. Als Ersatz für Käse empfehlen sich vegetarische Aufstriche. Weißer Industriezucker kann durch Vollrohrzucker, Stevia, Ahornsirup oder Birnendicksaft ersetzt werden. Anstelle der Kaffeearten kann Schwarztee, besser noch Grüntee, verwendet werden. Teigwaren mit Ei ersetzt man durch Teigwaren ohne Ei. Gemieden werden sollten grundsätzlich Nahrungsmittel mit Konservierungs-, Farb- und Aromastoffen sowie Geschmacksverstärkern und E-Nummern.
Während Ei und Milchprodukte aufgrund ihres Anteils an Kaseinen und Lactalbuminen besonders häufig maskierte Reaktionen hervorrufen (Spiller 1991), empfiehlt sich eine Meidung von Fleischprodukten aufgrund des hohen Anteils an entzündungsfördernder Arachidonsäure. Industriezucker als starker Histamininhibitor muss ebenso gemieden werden wie Kaffee, Alkohol und Nikotin, welche die Histamin abbauenden Enzyme Monaminoxydase, Diaminoxydase und n-Methyltransferasen (Moll u. Spiller 1994) inaktivieren.
Sinnvoll sind zudem eine ballaststoffreiche Ernährung und ein weitgehender Verzicht auf Alkohol (Nährstoffräuber!). Zudem kann Alkohol zu einer Schädigung der Darmbarriere und im weiteren Verlauf zu entzündlichen Veränderungen der inneren Organe führen. Patienten mit alkoholbedingten Erkrankungen weisen nicht nur eine erhöhte bakterielle Fehlbesiedlung des oberen Dünndarms auf, sie haben auch eine eingeschränkte Darmbarriere für Makromoleküle und eine systemische Endotoxämie (Bode et Bode 2005). Ein chronischer Alkoholkonsum führt darüber hinaus unter anderem zu einer qualitativen Veränderung der Zusammensetzung der Darmflora hin zu einem vermehrten Auftreten gramnegativer, fäkaler Bakterien und einer erhöhten Endotoxinbildung (Bode et al. 1984).

Mikrobiologische Therapie

Eine unumgängliche Basistherapie ist in jedem Fall eine Darmsanierung. Damit kann die Darmschleimhaut stabilisiert und einer möglichen Dysbiose entgegengewirkt werden. Einige Therapeuten empfehlen in diesem Zusammenhang eine Fastenperiode, um die Darmschleimhaut „zur Ruhe kommen“ zu lassen. Entscheidend ist auf jeden Fall die Einnahme eines hochwertigen Probiotikums.

Studien haben nämlich gezeigt, dass die Probiotikagabe dem Leaky Gut entgegenwirken kann (Del Piano 2014). Hintergrund sind ihre entzündungshemmende Wirkung, eine Verbesserung der Schleimhautbarriere, vorteilhafte Wirkungen auf die Darmmikroflora und eine Verringerung der viszeralen Hypersensitivität. Konkrete Untersuchungen zum Einsatz von Probiotika liegen vor für Sportler in Bezug auf trainingsinduzierten Leaky Gut (Lamprecht 2012), Reizdarm (Barbara 2012), Diabetes (Panwar 2013) oder Leberzirrhose (Paolella 2014, Fukui 2015). Eine langfristige Gabe mit Probiotika kann einer erhöhten Permeabilität der intestinalen Barriere entgegenwirken und die sIgA-Sekretion erhöhen (Bischoff et Crow 2005).

Es ist allerdings schwierig, aus dem immer größer werdenden Angebot an probiotischen Präparaten das richtige zu finden. Zudem wird der Markt auch zunehmend mit minderwertigen Produkten überschwemmt. Umso wichtiger ist es, hochwertige und therapeutisch wirksame Präparate anhand konkreter Faktoren erkennen zu können. Die mikrobiologische Therapie sollte unbedingt mit einem hochdosierten Probiotikum erfolgen (48 Milliarden Milchsäurebakterien pro Tagesdosis), die eine hohe Anhaftungsfähigkeit an die Darmwand und eine natürliche Resistenz gegen Magen- und Gallensäure sowie Antibiotika haben. Zudem sollten die Stämme genetisch charakterisiert und sicher sein. Ein wichtiges Qualitätskriterium ist das ‚Multi-Species-Konzept‘. Man könnte es auch kurz mit dem Slogan ‚Viele Bakterienstämme für viele Anforderungen‘ beschreiben. Während einfache Probiotika nur einen Mikroorganismenstamm einer bestimmten Art bzw. Gattung enthalten, kombinieren gut konzipierte Multi-Spezies-

Präparate unterschiedliche gesundheitsfördernde Merkmale verschiedener probiotischer Arten miteinander, die auch in unterschiedlichen Darmabschnitten wirken. Aufgrund ihrer synergistischen Wirkung erzielen sie deutlich bessere Ergebnisse als Monopräparate. Wichtig ist daher eine sorgfältige Auswahl der Stämme, damit nicht womöglich Stämme kombiniert werden, die sich gegenseitig in ihrer Wirkung hemmen. Studien haben gute Ergebnisse ergeben für Lactobacillus acidophilus, Lactobacillus casei, Lactobacillus rhamnosus, Lactobacillus plantarum, Bifidobacterium breve, Streptococcus thermophilus, Bifidobacterium bifidum, Bifidobacterium lactis. Ein Präparat, das sich hier in der Praxis bereits vielfach bewährt hat ist Darmflora plus select von Dr. Wolz.

Orthomolekulare Therapie

Die mikrobiologische Therapie ist sicher die effektivste Methode zur Unterstützung der Darmflora. Bei bestimmten Indikationen kann die zusätzliche Gabe von Vitalstoffen bzw. nutritiven Substanzen sinnvoll sein. So ist beim mit Morbus Crohn assoziierten Leaky Gut die Supplementierung mit Zink empfehlenswert. Studien haben gezeigt, dass eine Zink-Supplementierung Veränderungen in der Darmpermeabilität bei Patienten mit Morbus Crohn in Remission ausgleichen kann. Die Verbesserung der intestinalen Barrierefunktion kann dazu beitragen, das Risiko eines Rückfalls bei Morbus Crohn zu verringern (Sturniolo 2001, El-Tawil 2012). Zudem kann offenbar auch die Gabe von Antioxidantien wie Vitamin C, E oder Selen sich positiv auf das Leaky-Gut-Syndrom auswirken (Maes 2007).

Schleimhauttherapie

Omega-3-Fettsäuren

Sie sind eine Untergruppe innerhalb der Omega-n-Fettsäuren, die zu den ungesättigten Verbindungen zählen. Sie sind essenzielle Stoffe für die menschliche Ernährung, sind also lebensnotwendig, und können vom Körper nicht selbst hergestellt werden. Es sind hier zwei Eigenschaften, die im Zusammenhang mit dem Darm und dem Leaky Gut interessieren, wichtig:

1. Entzündungshemmende Wirkung
2. Schleimhautregenerierende Wirkung

Bei entzündlichen Erkrankungsbildern mit Autoimmunkomponente wie rheumatoider Arthritis, entzündlichen Darmerkrankungen, Asthma oder primärer sklerosierender Cholangitis sprechen Wirkmechanismen, wie die Verminderung entzündungsfördernder Mediatoren, für einen therapeutischen Effekt.
Da Omega-3-Fettsäuren essentiell sind, ist es sinnvoll, sie täglich zuzuführen. In Hochseefischen sind diese Omega-3-Fettsäuren besonders reich enthalten. Da nicht jeder täglich Fisch isst oder auch die Empfehlung der Deutschen Gesellschaft für Ernährung, zwei bis drei Mal pro Woche Fisch zu verzehren, nicht folgen kann, bleibt als eine Möglichkeit, auf die Omega-3-Fettsäuren von Nordmeer-Seefischen in Kapselform zurückzugreifen. Eine Kapsel täglich mit 300 mg Omega-3-Fettsäuren entspricht zwei bis drei Fischmahlzeiten pro Woche. Eine optimale Kombination ergibt sich mit den ungesättigten Fettsäuren aus Borretsch und Kaltwasserfischen. Die beste Qualität haben Omega-3-Fettsäuren von Hochseefischen, die nicht aus Aquakulturen stammen, sondern wild leben. Eine Kapsel Omega-3-Fettsäuren sollte 500 mg Kaltwasser-Seefisch-Öl mit 300 mg Omega-3-Fettsäuren

hochkonzentriert (davon mindestens 110 mg DHA und 165 mg EPA) enthalten. Hiervon reicht eine Kapsel täglich vor oder zu einer Mahlzeit unzerkaut mit einer Flüssigkeit der Wahl.

Colostrum

Eine englische Studie mit Sportlern hat gezeigt, dass auch Colostrum der krankhaften Durchlässigkeit des Darms entgegenwirken kann. Colostrum ist die Erstmilch für Säugetiere, die von den Milchdrüsen der Mutter produziert wird, um das Neugeborene optimal zu ernähren und dessen Immunsystem zu entwickeln. Colostrum ist eine einzigartige Zusammensetzung aus Proteinen, Enzymen, Wachstumsfaktoren, Vitaminen, Aminosäuren, Mineralien und Antikörpern, den so genannten Immunglobulinen. In der englischen Studie mussten die Probanden sich so lange stark belasten, bis durch die Bewegung eine Temperaturerhöhung und eine Verschiebung der Hormonprofile im Darm messbar waren. Anhand der Untersuchungen der Darmschleimhaut-Zelllinien konnte gezeigt werden, dass Colostrum vom Rind einen schützenden Einfluss auf die Darmschleimhaut hat. Diese positive Wirkung des Colostrum auf die Durchlässigkeit des Darms hängt mit dessen Inhaltsstoffen zusammen, wie Immunglobuline, antimikrobielle Peptide (Lactoferrin, Lactoperoxidase), Wachstumsfaktoren und Zytokine. Diese Substanzen unterstützen die Regeneration der empfindlichen Darmzellen. Das Colostrum erhöhte die Stress- und Temperaturresistenz der Darmzellen (s. Studie von Marchbank et al. 2011).
Auch bei der Wahl eines Colostrum-Präparats sollte unbedingt auf die Qualität geachtet werden. Am besten ist neuseeländisches Colostrum, denn Leaky-Gut-Syndrom hatte Neuseeland noch nie einen Fall von Maul- und Klauenseuche und BSE, zweitens führen die durchgängige Weidehaltung und Ernährung mit frischem Gras und Kräutern dazu, dass die Kühe ein breites Spektrum an Antikörpern ausbilden, das dann auch ihr Colostrum beinhaltet, drittens ist der Einsatz von Antibiotika und Hormonen im Futter in Neuseeland verboten und viertens werden

alle Produktionsschritte von den neuseeländischen Aufsichtsbehörden streng kontrolliert. Ein gutes Präparat ist hier zum Beispiel Lactobin®.

Phytotherapie

Da der Leaky Gut auch mit entzündlichen Prozessen verbunden ist, bietet sich die Gabe von antiinflammatorischen Substanzen an. Hier bietet insbesondere die Phytotherapie adäquate Therapeutika. Ein Pflanzenstoff mit hohem antientzündlichem Potenzial ist Curcumin. Es stammt aus der Kurkuma-Wurzel (Curcuma longa), die in der traditionellen Medizin Indonesiens und Indiens (Ayurveda) bereits seit mehreren Tausend Jahren als Mittel gegen eine Vielzahl von Krankheiten und zur Stärkung des Immunsystems eingesetzt wird. Hierfür relevante Inhaltsstoffe sind das Curcumin und ca. 90 weitere Curcuminoide und Tetrahydrocurcuminoide. Curcumin hemmt die Enzyme Cyclooxygenase-2, Lipoxygenase und NO-Synthase und wirkt dadurch entzündungshemmend. Curcuminoide blockieren zudem in den Zellkernen die Aktivität des Transkriptionsfaktors NF-kB, der bei Entzündungsprozessen eine Rolle spielt. Zudem aktiviert Curcumin die Gluthation-S-Transferase, die Toxine im Körper abbaut. Empfohlen werden kann hier z.B. Curcumin Extrakt 45 von Dr. Wolz wegen des hoch bioverfügbaren Curcumins.

Zellentgiftung + Immuntherapie

Da ein Zusammenhang zwischen dem Leaky Gut, also der reduzierten Barrierefunktion der Darmschleimhaut, einer veränderten Darmflora und einem gestörten darmassoziierten Immunsystem besteht, liegt es nahe, auch das Immunsystem eines Leaky-Gut-Patienten zu modulieren. Da zahlreiche Toxine und Pathogene ungehemmt in den Körper eindringen, sollte diese Immuntherapie zugleich eine wirksame Entgiftungsleistung entfalten.

Daher empfiehlt sich in diesem Fall eine Therapie mit Substanzen, die beide Behandlungsziele abdecken. Bewährt haben sich hier Enzym-Hefezellen. Enzym-Hefezellpräparate (z.B. Zell Oxygen® Immunkomplex) enthalten einen hohen Anteil an bioaktiven Entgiftungsenzymen wie Katalase, Superoxid-Dismutase oder Glutathion. Enthalten sind aber auch Stoffwechselenzyme wie Protease, Invertase oder das Coenzym A. Daher unterstützen Enzym-Hefezellen auch bei der Verdauung, bauen neue biologische Verbindungen auf, regulieren den Stoffwechsel oder entsorgen den „Abfall" aus den Zellen. Da es sich bei Enzym-Hefezellen-Präparaten um fermentierte Konzentrate handelt, entfalten sie zugleich eine probiotische und die Darmflora fördernde Wirkung. Hinzu kommt, dass Enzym-Hefezellen einen hohen Anteil an hoch bioverfügbarem Beta-Glucan enthalten, für welches die Makrophagen der Darmschleimhaut über ganz bestimmte Rezeptoren (Dektin 1) verfügen. Diese in der Hefezellwand enthaltenen polymeren Kohlenhydrate haben eine immunmodulierende Wirkung (Berg 2011) und können daher – im Gegensatz zu immunstimulierenden Substanzen – auch bei Autoimmunerkrankungen eingesetzt werden.

Defensintherapie

Bei einem Leaky-Gut-Syndrom mit Defensinverlust sollte in jedem Fall eine mikrobiologische Therapie durchgeführt werden, um die Defensinfunktion wieder herzustellen. Neueste Studien zeigen nämlich, dass die Defensin-Produktion von probiotischen Bakterien angekurbelt wird. In Zellkultur-Experimenten konnte nachgewiesen werden, dass Probiotika die Produktion von Beta-Defensinen stimulieren. Demnach bewirkt die Verabreichung von Probiotika an gesunde Probanden eine Sekretion des humanen Beta-Defensins 2 (hBD-2) in den Stuhl. Da Probiotika in der Regel nicht resistent gegen hBD-2 und andere antimikrobielle Peptide sind, müssen Probiotika allerdings kontinuierlich eingenommen werden (Schröder 2011).

Als homöopathisches Mittel kann zusätzlich noch WS-Def gegeben werden. Die Inhaltsstoffe von WS-Def sind:

» *NOD2Gen CH 27*
» *Panethzell-Defensine CH 6*
» *β-Defensine CH 6*

Dosierung: 3x tgl. 1 Globulus vor dem Essen

Fallbeispiele

In der Praxis stellt sich das Leaky-Gut-Syndrom in sehr unterschiedlichen Krankheits- und Beschwerdebildern dar. Von unklaren Bauchbeschwerden bis zu Entartungen beobachten wir konkrete Hinweise auf einen Leaky Gut, oft gepaart mit maskierten Nahrungsmittelunverträglichkeiten und Entzündungsreaktionen der Darmschleimhaut. Gerade den maskierten Nahrungsmittelunverträglichkeiten sollten wir ein größeres Augenmerk beimessen, denn die beim Leaky Gut auftretende Schleimhautdurchlässigkeit provoziert pseudoallergische Reaktionen sowohl im Darm selbst als auch in konstitutionell veranlagten Schwachorganen (Werthmann 1999). Eine Beteiligung des Immunsystems im Sinne einer allergischen Sofortreaktion, also IgE-assoziiert, lässt sich selten nachweisen, meist beobachten wir eine Reaktion vom sogenannten Spättyp, also eine verzögerte bzw. maskierte Reaktion.
Um die kausalen Hintergründe des Leaky-Gut-Syndroms zu untermauern und besser zu verstehen, werden im Folgenden fünf Fallbeispiele vorgestellt.

Fall 1

Eine 40-jährige Patientin beklagt sich über häufigen Durchfall, Völlegefühl und Spannungen im Oberbauch. Vier Jahre zuvor wurde eine Candidose des Darmes diagnostiziert und erfolgreich behandelt. Ein Jahr später wurde am linken Eierstock ein gutartiger Tumor entfernt. Als Kind litt sie unter Neurodermitis, hier ist sie allerdings seit Jahren erscheinungsfrei.

Fax-Status: 1 Seite: 1 von 2

Untersuchungsbefund		KbE/g	Normbereich	Hinweis
■ STUHLFLORA				
aerob:	E. coli	$2 \cdot 10^6$	(10^6 - 10^7)	Normbereich
	E. coli-Varianten	$< 10^4$	(max. 10^5)	Toleranzbereich
	Enterobacteriaceae	$< 10^4$	(max. 10^5)	Toleranzbereich
	Enterococcus sp.	$4 \cdot 10^7$	(10^6 - 10^7)	Normbereich
	Andere Aerobe	$< 10^4$	(max. 10^4)	Toleranzbereich
anaerob:	Bacteroides sp.	$1 \cdot 10^{10}$	(10^8 - 10^{10})	Normbereich
	Clostridium sp.	$< 10^6$	(max. 10^5)	Toleranzbereich
	Bifidobacterium sp.	$3 \cdot 10^9$	(10^8 - 10^{10})	Normbereich
	Lactobacillus sp.	$\mathbf{1 \cdot 10^4}$	(10^5 - 10^7)	**gering vermindert**
	Andere Anaerobe	$< 10^6$	(10^6 - 10^8)	Normbereich
Pilze:	Candida sp.	$< 10^2$	(max. 10^2)	Toleranzbereich
	Geotrichum sp.	$< 10^2$	(max. 10^2)	Toleranzbereich
	Andere Pilze	$< 10^2$	(max. 10^2)	Toleranzbereich
pH-Wert:	**5,5**		(6 - 7)	**sauer**

Intestinale Ökobilanz : 4 Punkte (der Punktwert gibt summarisch die **Abweichung der Stuhlflora** von der Norm wieder, berücksichtigt jedoch **nicht** die weiterführenden Stuhluntersuchungen)

Beim Stuhlbefund fällt auf, dass der pH-Wert für eine erwachsene Frau mit 5,5 ungewöhnlich sauer ist.
Die Patientin ernährt sich zwar überwiegend vegetarisch, trotzdem müssen wir hier von einer leichten Dysfermentie ausgehen.

Fax-Status: 1 Seite: 2 von 2

Untersuchungsbefund			Normbereich	Hinweis
■ VERDAUUNGSPARAMETER				
Verdauungsrückstände				
Muskelfasern	ø		(ø bis +)	Normbereich
Stärke	ø		(ø bis +)	Normbereich
Neutralfette	ø		(ø bis +)	Normbereich
Fettsäuren	ø		(ø bis +)	Normbereich
■ ENTZÜNDUNGSMARKER				
Alpha 1-Antitrypsin....	**0,34**	**mg/g**	(< 0,27 mg/g)	**Wert vermehrt. Hinweis auf erhöhte Darmschleimhautpermeabilität. (Entzündung?, Allergie?).**
■ LOKALER IMMUNSTATUS				
Faecales IgA.............	1,15	mg/g	(> 0,7mg/g)	Wert im Normbereich.

Das erhöhte Alpha 1-Antitrypsin gibt uns nun den Hinweis auf einen Leaky Gut, da erhöhte Werte einen Hinweis auf eine erhöhte Schleimhautdurchlässigkeit anzeigen. Alpha 1-Antitrypsin wird in der Leber synthetisiert und bei Entzündungen und Allergien aus Leukozyten und Makrophagen freigesetzt. Da Alpha 1-Antitrypsin im Darm kaum gespalten oder aufgenommen wird, lässt es sich bei Entzündungen und/ oder allergischen Reaktionen mit einer erhöhten Darmschleimhautdurchlässigkeit vermehrt im Stuhl nachweisen (Beckmann u. Rüffer 2000).

Die Ernährung der Patienten wurde nach den obigen Richtlinien korrigiert und der Darm mit Sanuzella® D 3x2 vor dem Essen und Omega-3-Kapseln Dr. Wolz 3x1 vor dem Essen behandelt. Omega-3-Fettsäuren gehören in die Gruppe der Eicosapentaensäuren, also der kurz- und mittelkettigen Fettsäuren. Sie gehören zu den essentiellen Fettsäuren und wirken im Körper des Menschen entzündungshemmend, antiallergisch und restaurierend auf Zellen, besonders der Schleimhautzellen. Sie helfen, allergisch-entzündliche Reaktionen in der Darmschleimhaut zu beheben und die Durchlässigkeit der Darmschleimhaut zu restaurieren.

Nach drei Monaten stellte sich die Patientin wieder vor. Bis auf den noch hin und wieder auftretenden Durchfall hatten sich alle Beschwerden verbessert. Die Therapie wurde wie oben fortgeführt und weitere zwei Monate später war auch die Stuhlkonsistenz zufriedenstellend und das Alpha 1-Antitrypsin im Normbereich.

Fax-Status: 1 Seite: 1 von 1

Untersuchungsbefund			Normbereich	Hinweis
■ ENTZÜNDUNGSMARKER				
Alpha 1-Antitrypsin....	0,19	mg/g	(< 0,27 mg/g)	Wert im Normbereich.

Fall 2

Eine 67-jährige Patientin, die an einem Mamma-Karzinom rechts erkrankt war, wurde nach Chemotherapie und OP zur biologischen Nachbehandlung vorstellig. Bereits 1994 wurde in der Brust ein gutartiger Tumor entfernt und außer einer Krampfader-Operation gab die Patientin an, nie ernsthaft krank gewesen zu sein. Allerdings nahm sie bis zur Diagnose Brustkrebs zur Osteoporoseprophylaxe zehn Jahre ein östrogenhaltiges Präparat ein, obwohl die Knochendichtemessung keinen auffälligen Hinweis auf eine Osteoporosediathese ergab. Eine im Krankenhaus durchgeführte Koloskopie war ebenfalls völlig unauffällig.

Fax-Status: 1 *Seite: 1 von 2*

Untersuchungsbefund		KbE/g	Normbereich	Hinweis
■ STUHLFLORA				
aerob:	**E. coli**	**$1 \cdot 10^4$**	$(10^6 - 10^7)$	**mäßig vermindert**
	E. coli-Varianten	$< 10^4$	(max. 10^5)	Toleranzbereich
	Enterobacteriaceae	$< 10^4$	(max. 10^5)	Toleranzbereich
	Enterococcus sp.	**$1 \cdot 10^4$**	$(10^6 - 10^7)$	**mäßig vermindert**
	Andere Aerobe	$< 10^4$	(max. 10^4)	Toleranzbereich
anaerob:	Bacteroides sp.	$2 \cdot 10^9$	$(10^8 - 10^{10})$	Normbereich
	Clostridium sp.	$< 10^6$	(max. 10^5)	Toleranzbereich
	Bifidobacterium sp.	$1 \cdot 10^8$	$(10^8 - 10^{10})$	Normbereich
	Lactobacillus sp.	$1 \cdot 10^6$	$(10^5 - 10^7)$	Normbereich
	Andere Anaerobe	$< 10^6$	$(10^6 - 10^8)$	Normbereich
Pilze:	Candida sp.	$< 10^2$	(max. 10^2)	Toleranzbereich
	Geotrichum sp.	$2 \cdot 10^3$	(max. 10^2)	Grenzbereich
	Andere Pilze	$< 10^2$	(max. 10^2)	Toleranzbereich
pH-Wert:	7,0		(6 - 7)	Normbereich

Intestinale Ökobilanz : 4 Punkte (der Punktwert gibt summarisch die **Abweichung der Stuhlflora** von der Norm wieder, berücksichtigt jedoch nicht die weiterführenden Stuhluntersuchungen)

Fax-Status: 1 *Seite: 2 von 2*

Untersuchungsbefund			Normbereich	Hinweis
■ VERDAUUNGSPARAMETER				
Verdauungsrückstände				
Muskelfasern	ø		(ø bis +)	Normbereich
Stärke	ø		(ø bis +)	Normbereich
Neutralfette	**+++**		(ø bis +)	**Wir empfehlen folgende Bestimmungen im Stuhl: Fettgehalt und Pankreas-Elastase-1-Gehalt.**
Fettsäuren	ø		(ø bis +)	
■ ENTZÜNDUNGSMARKER				
Alpha 1-Antitrypsin....	**1,99**	**mg/g**	(< 0,27 mg/g)	**Wert vermehrt. Hinweis auf erhöhte Darmschleimhautpermeabilität. (Entzündung?, Allergie?).**
■ LOKALER IMMUNSTATUS				
Faecales IgA..............	**0,02**	**mg/g**	(> 0,7mg/g)	**Wert vermindert. Hinweis auf eine Beeinträchtigung des darmassoziierten Immunsystems.**

Während die Darmflora keinerlei Auffälligkeiten zeigt, sehen wir bei den Neutralfetten 3+, eine starke Erhöhung des Alpha 1-Antitrypsin und eine Verminderung des faecalen IgA. Wie bereits beschrieben, zeigt uns das Alpha 1-Antitrypsin eine erhöhte Darmschleimhautdurchlässigkeit an.

Vermehrte Neutralfette geben einen Hinweis auf unzureichende Aufspaltung der Nahrungsfette aufgrund einer gestörten Gallesekretion oder eine Funktionsschwäche der Bauchspeicheldrüse. Mit dem erniedrigten faecalem IgA bekommen wir noch einen Hinweis auf eine Beeinträchtigung des darmeigenen Immunsystems. Neben der schon erwähnten Ernährungsumstellung wurde der Leaky Gut mit Darmflora plus select 2x1 vor dem Essen, Zell Oxygen® Immunkomplex 3x1 Esslöffel zum Essen und Omega-3-Fettsäure Kapseln von Dr. Wolz 3x1 vor dem Essen therapiert. Die biologische begleitende Krebstherapie besteht überwiegend aus Hochdosisinfusionen mit Vitamin C in den chemozyklusfreien Wochen, Microimmuntherapie mit 2LC1, Nosodentherapie und tumorhemmenden Phytotherapeutika wie z.B. Curcumin.

Fax-Status: 1 *Seite: 1 von 1*

Untersuchungsbefund			Normbereich	Hinweis
VERDAUUNGSPARAMETER				
Verdauungsrückstände				
Muskelfasern	ø		(ø bis +)	Normbereich
Stärke	ø		(ø bis +)	Normbereich
Neutralfette	+		(ø bis +)	Normbereich
Fettsäuren	+		(ø bis +)	Normbereich
ENTZÜNDUNGSMARKER				
Alpha 1-Antitrypsin....	0,03	mg/g	(< 0,27 mg/g)	Wert im Normbereich.
LOKALER IMMUNSTATUS				
Faecales IgA..............	**0,05**	**mg/g**	(> 0,7mg/g)	**Wert vermindert. Hinweis auf eine Beeinträchtigung des darmassoziierten Immunsystems.**

Nach vier Monaten Darmsanierung zeigte sich das Alpha 1-Antitrypsin deutlich erholt, die Funktion von Leber-Gallenblase-Bauchspeicheldrüse hatte sich normalisiert und das faecale IgA bewegt sich diskret in Richtung Normalbereich.

Die Chemotherapie wurde inzwischen abgeschlossen und die Patientin fühlt sich zurzeit sehr wohl.

Fall 3

Eine 28-jährige Patientin beklagt chronischen Durchfall, Blut- und Schleimbeimengungen im Stuhl und Schmerzen beim Sitzen. Die Vorgeschichte ist interessant, da sie Hinweise auf das kausale Geschehen der Darmproblematik gibt. Zwei Jahre vor Beginn der Darmbeschwerden erkrankte die Patientin an Pfeifferschem Drüsenfieber, eine Epstein-Barr-Infektion mit Beteiligung von Leber und Milz. Bei Überprüfung der Epstein-Barr-Serologie sehen wir eine chronisch reaktive Form der Epstein-Barr-Virus-Infektion mit Beteiligung des Darmes und den oben beschriebenen Beschwerden. Antibiotische Behandlungen verschlimmerten das Beschwerdebild und führten zu einem Pilzbefall der Vagina. Die Patientin gab an, dass diverse Diäten keine Verbesserung der Darmbeschwerden brachten – konnten sie auch nicht, da es sich hier um eine chronische Virusinfektion handelte.

Fax-Status: 1 Seite: 1 von 2

Untersuchungsbefund		KbE/g	Normbereich	Hinweis
■ STUHLFLORA				
aerob:	E. coli	$2 \cdot 10^6$	$(10^6 - 10^7)$	Normbereich
	E. coli-Variante Lakt-neg.	$1 \cdot 10^4$	(max. 10^5)	Toleranzbereich
	Enterobacteriaceae	$< 10^4$	(max. 10^5)	Toleranzbereich
	Enterococcus sp.	$1 \cdot 10^6$	$(10^6 - 10^7)$	Normbereich
	Andere Aerobe	$< 10^4$	(max. 10^4)	Toleranzbereich
anaerob:	Bacteroides sp.	$8 \cdot 10^9$	$(10^8 - 10^{10})$	Normbereich
	Clostridium sp.	$< 10^6$	(max. 10^5)	Toleranzbereich
	Bifidobacterium sp.	$3 \cdot 10^9$	$(10^8 - 10^{10})$	Normbereich
	Lactobacillus sp.	$6 \cdot 10^5$	$(10^5 - 10^7)$	Normbereich
	Andere Anaerobe	$< 10^6$	(max. 10^8)	Toleranzbereich
Pilze:	**Candida sp.**	$\mathbf{6 \cdot 10^4}$	(max. 10^2)	**mäßig vermehrt**
	Geotrichum sp.	$< 10^2$	(max. 10^2)	Toleranzbereich
	Andere Pilze	$< 10^2$	(max. 10^2)	Toleranzbereich
pH-Wert:	6,5		(6 - 7)	Normbereich

Intestinale Ökobilanz : 2 Punkte (der Punktwert gibt summarisch die **Abweichung der Stuhlflora** von der Norm wieder, berücksichtigt jedoch nicht die weiterführenden Stuhluntersuchungen)

Die Behandlung mit Antibiotika bescherte der Patientin nicht nur eine Pilzinfektion der Scheide, sondern auch im Darm.

Fax-Status: 1 *Seite: 2 von 2*

Untersuchungsbefund		Normbereich	Hinweis
■ VERDAUUNGSPARAMETER			
Verdauungsrückstände			
Muskelfasern	ø	(ø bis +)	Normbereich
Stärke	ø	(ø bis +)	Normbereich
Neutralfette	ø	(ø bis +)	Normbereich
Fettsäuren	ø	(ø bis +)	Normbereich
■ ENTZÜNDUNGSMARKER			
PMN-Elastase............	< 0,01 µg/g	(< 0,06 µg/g)	Wert im Normbereich.
Lysozym....................	**0,91 µg/g**	(< 0,6 µg/g)	**Hinweis auf Entzündungsprozesse im Darm mit granulozytärer und monozytärer Beteiligung.**
Alpha 1-Antitrypsin....	**1,69 mg/g**	(< 0,27 mg/g)	**Hinweis auf erhöhte Darmschleimhautpermeabilität. IgG-/IgE-Bestimmung im Blut empfohlen.**
■ LOKALER IMMUNSTATUS			
Faecales IgA..............	1,11 mg/g	(> 0,7mg/g)	Wert im Normbereich.
■ ENTERITISERREGER			
Parasiten....................	nicht nachweisbar.		

Das hohe Alpha 1-Antitrypsin repräsentiert die Leaky-Gut-Situation mit entzündlichen Anteilen in der Schleimhaut, welche durch das erhöhte Lysozym angezeigt wird. Positiv muss der stabile lokale Immunstatus bewertet werden, so dass man von einer günstigen Prognose ausgehen kann.

Die Patientin führte eine Darm-Sanierungs-Woche durch. Während dieser Woche wurde der Darm durch Darmbäder gereinigt und ihr Allgemeinzustand konnte durch Infusionen stabilisiert werden. Gleichzeitig begann die Therapie der chronischen Virusinfektion und des Leaky Gut.

Verordnet wurde Darmflora plus select 3x2 vor dem Essen, Zell Oxygen® Immunkomplex 3x1 zum Essen, Omega-3-Kapseln Dr. Wolz 3x1 vor dem Essen sowie kurzfristig Mykundex 4x2 ml zur Pilzbehandlung. Die Inaktivierung des Epstein-Barr-Virus erfolgte über WS-Herp[1] 1 x 1 Globuli. Empfohlen wurde auch die Vaginaldusche mit Multi Gyn zur Behandlung des Scheidenpilzes und die Blütentherapie nach Dr. Bach zur Harmonisierung des vegetativen Systems.

Fax-Status: 1 Seite: 2 von 2

Untersuchungsbefund			Normbereich	Hinweis
■ ENTZÜNDUNGSMARKER				
PMN-Elastase............	**0,07**	**µg/g**	(< 0,06 µg/g)	**Hinweis auf Entzündungsprozesse im Darm mit granulozytärer Beteiligung.**
Lysozym.....................	0,42	µg/g	(< 0,6 µg/g)	Wert im Normbereich.
Alpha 1-Antitrypsin....	**0,81**	**mg/g**	(< 0,27 mg/g)	**Hinweis auf erhöhte Darmschleimhautpermeabilität. IgG-/IgE-Bestimmung im Blut empfohlen.**
Serum-Albumin..........	0,33	µg/g	(< 9,0 µg/g)	Wert im Normbereich.

Nach zwei Monaten ging es der Patientin deutlich besser. Der chronische Durchfall hörte auf und im Stuhl gab es keine Beimengungen mehr von Blut und Schleim. Das Alpha 1-Antitrypsin ist deutlich gesunken, das Lysozym normal. Allerdings zeigte sich jetzt eine leichte Reaktion der PMN-Elastase, was auf die Tatsache zurückzuführen ist, dass die Patientin, bedingt durch beruflichen Stress und überhöhten Konsum von Süßigkeiten, immer wieder Irritationen der Schleimhaut provozierte. Kanadische und amerikanische Studien konnten belegen, dass der Konsum von Industriezucker maßgeblich an der Entstehung von Entzündungsreaktionen im Darm beteiligt sein kann (Blaurock-Busch 1996).

Fall 4

Eine 67-jährige Patientin klagt über Durchfall bei bekannter Divertikulose. Die Divertikel entzünden sich hin und wieder, was zum Teil zu massiven Bauchbeschwerden mit Blähungen führt.

---

1 *WS-Herp, Apotheke zur Kaiserkrone, Wien*

Es kommt zu wiederholtem Einsatz von Antibiotika, da eine Operation ein hohes Risiko für die Patientin birgt, da sie unter Vorhofflimmern leidet und regelmäßig Blutverdünner nimmt. Als Nebenbefund wurde noch eine Makuladegeneration diagnostiziert. Blutzuckerwerte sind grenzwertig, die Patientin achtet auf die Ernährung.

Fax-Status: 1 *Seite: 1 von 2*

Untersuchungsbefund		KbE/g	Normbereich	Hinweis
■ STUHLFLORA				
aerob:	E. coli	$6 \cdot 10^7$	(10^6 - 10^7)	Normbereich
	E. coli-Varianten	< 10^4	(max. 10^5)	Toleranzbereich
	Enterobacteriaceae	< 10^4	(max. 10^5)	Toleranzbereich
	Enterococcus sp.	$3 \cdot 10^6$	(10^6 - 10^7)	Normbereich
	Andere Aerobe	< 10^4	(max. 10^4)	Toleranzbereich
anaerob:	Bacteroides sp.	$1 \cdot 10^{10}$	(10^8 - 10^{10})	Normbereich
	Clostridium sp.	$5 \cdot 10^6$	(max. 10^5)	Grenzbereich
	Bifidobacterium sp.	$5 \cdot 10^8$	(10^8 - 10^{10})	Normbereich
	Lactobacillus sp.	$6 \cdot 10^5$	(10^5 - 10^7)	Normbereich
	Andere Anaerobe	< 10^6	(max. 10^8)	Toleranzbereich
Pilze:	Candida sp.	$2 \cdot 10^2$	(max. 10^2)	Toleranzbereich
	Geotrichum sp.	< 10^2	(max. 10^2)	Toleranzbereich
	Andere Pilze	< 10^2	(max. 10^2)	Toleranzbereich
pH-Wert:	7,0		(6 - 7)	Normbereich

Intestinale Ökobilanz : 0 Punkte (der Punktwert gibt summarisch die **Abweichung der Stuhlflora** von der Norm wieder, berücksichtigt jedoch nicht die weiterführenden Stuhluntersuchungen)

Überraschenderweise können in Bezug auf die Darmflora keine Auffälligkeiten beobachtet werden.

Fax-Status: 1 *Seite: 2 von 2*

Untersuchungsbefund			Normbereich	Hinweis
■ ENTZÜNDUNGSMARKER				
PMN-Elastase............	**0,18**	**µg/g**	(< 0,06 µg/g)	**Hinweis auf Entzündungsprozesse im Darm mit granulozytärer Beteiligung.**
Lysozym..................	0,11	µg/g	(< 0,6 µg/g)	Wert im Normbereich.
Alpha 1-Antitrypsin....	**0,41**	**mg/g**	(< 0,27 mg/g)	**Hinweis auf erhöhte Darmschleimhautpermeabilität. IgG-/IgE-Bestimmung im Blut empfohlen.**
■ LOKALER IMMUNSTATUS				
Faecales IgA.............	2,35	mg/g	(> 0,7mg/g)	Wert im Normbereich.

Allerdings zeigt die PMN-Elastase entzündliche Prozesse an und das Alpha 1-Antitrypsin deutet den Leaky Gut an. Inzwischen gibt es einen neuen, noch besseren Marker für den Leaky Gut, das Zonulin, gemessen in Stuhl und Serum, allerdings sind die Erfahrungswerte hierzu noch gering.

Da eine Divertikulose sich einer konservativen Behandlung entzieht, bleibt oft nur eine Operation. Gerade dann, wenn immer wiederkehrende Entzündungen die Gefahr einer Perforation eines Divertikels in sich bergen. In dem vorliegenden Fall wurde ein anderer Weg beschritten, um die Lebensqualität der Patientin zu verbessern und um weitere Entzündungsreaktionen zu vermeiden.

Zunächst erfolgten ein einwöchiges Heilfasten und eine schonende Darmreinigung mittels Colon-Hydro-Therapie. Danach wurde die Ernährung auf eine ballaststoffreiche vegetarische Kost unter Berücksichtigung der oben erwähnten kritischen Nahrungsmittel umgestellt. Entzündungshemmend arbeiteten wir mit WS-Enzym[2] 3x1 eine Stunde vor dem Essen, Zell Oxygen® Immunkomplex 3x1 Esslöffel zum Essen, Omega-3-Kapseln 3x1 vor dem Essen. Das Vorhofflimmern wurde mit Strophactiv 3x20 tr. angegangen und für die Makuladegeneration geben wir die Präparate 2LDMLA[3] und WS-Vita[4].

Fax-Status: 1 Seite: 1 von 1

Untersuchungsbefund		Normbereich	Hinweis
■ ENTZÜNDUNGSMARKER			
PMN-Elastase.............	0,05 µg/g	(< 0,06 µg/g)	Wert im Normbereich.
Alpha 1-Antitrypsin....	0,04 mg/g	(< 0,27 mg/g)	Wert im Normbereich.

Nach zwei Monaten Behandlung war die Patientin von Seiten des Darmes beschwerdefrei, was sich objektiv in den guten Werten von PMN-Elastase und Alpha 1-Antitrypsin widerspiegelte.

2 *WS-Enzym, Apotheke zur Kaiserkrone, Wien*

3 *Fa.Labo`Life, Gembloux – Belgien*

4 *WS-Vita, Apotheke zur Kaiserkrone, Wien*

Fall 5

Ein 40-jähriger Mann klagt seit fünf Jahren über chronische Gastritis mit immer wiederkehrenden akuten Schüben. Außerdem plagen ihn Völlegefühl, Blähungen und ein ständiger Druck im Oberbauch. Er habe auch das Gefühl, Nahrungsmittel nicht zu vertragen. Allerdings kann er es nicht an konkreten Lebensmitteln festmachen. Seit fünf Jahren nimmt er Omeprazol mit eher mäßigem Erfolg.

Fax-Status: 1 *Seite: 1 von 2*

Untersuchungsbefund		KbE/g	Normbereich	Hinweis
■ STUHLFLORA				
aerob:	**E. coli**	**$< 10^4$**	$(10^6 - 10^7)$	**stark vermindert**
	E. coli-Variante Lakt-neg.	$1 \cdot 10^6$	(max. 10^5)	Grenzbereich
	Enterobacteriaceae	$< 10^4$	(max. 10^5)	Toleranzbereich
	Enterococcus sp.	**$2 \cdot 10^5$**	$(10^6 - 10^7)$	**gering vermindert**
	Andere Aerobe	$< 10^4$	(max. 10^4)	Toleranzbereich
anaerob:	Bacteroides sp.	$5 \cdot 10^9$	$(10^8 - 10^{10})$	Normbereich
	Clostridium sp.	$< 10^6$	(max. 10^5)	Toleranzbereich
	Bifidobacterium sp.	**$1 \cdot 10^7$**	$(10^8 - 10^{10})$	**gering vermindert**
	Lactobacillus sp.	$1 \cdot 10^6$	$(10^5 - 10^7)$	Normbereich
	Andere Anaerobe	$< 10^6$	$(10^6 - 10^8)$	Normbereich
Pilze:	Candida sp.	$1 \cdot 10^2$	(max. 10^2)	Toleranzbereich
	Geotrichum sp.	$< 10^2$	(max. 10^2)	Toleranzbereich
	Andere Pilze	$< 10^2$	(max. 10^2)	Toleranzbereich
pH-Wert:	6,5		(6 - 7)	Normbereich

Intestinale Ökobilanz : 5 Punkte (der Punktwert gibt summarisch die **Abweichung der Stuhlflora** von der Norm wieder, berücksichtigt jedoch **nicht die** weiterführenden Stuhluntersuchungen)

Der Stuhlbefund zeigt zwar eine starke Verminderung der E.coli, was aber keine Erklärung für die Gastritis liefert.

Fax-Status: 1 Seite: 2 von 2

Untersuchungsbefund		Normbereich	Hinweis
■ VERDAUUNGSPARAMETER			
Verdauungsrückstände			
Muskelfasern	ø	(ø bis +)	Normbereich
Stärke	ø	(ø bis +)	Normbereich
Neutralfette	**+++**	(ø bis +)	**Wir empfehlen eine Wiederholungsuntersuchung, inkl. Stuhlfettbestimmung sowie bei Verdacht auf eine entzündliche Resorptionsstörung im Dünndarm die Bestimmung der PMN-Elastase.**
Fettsäuren	**++**	(ø bis +)	
■ ENTZÜNDUNGSMARKER			
Alpha 1-Antitrypsin....	**3,11 mg/g**	(< 0,27 mg/g)	**Wert vermehrt. Hinweis auf erhöhte Darmschleimhautpermeabilität. (Entzündung?, Allergie?).**
■ LOKALER IMMUNSTATUS			
Faecales IgA.............	1,13 mg/g	(> 0,7mg/g)	Wert im Normbereich.
■ ENTERITISERREGER			
Parasiten	nicht nachweisbar.		
Helicobacter pylori.......	immunologisch nicht nachweisbar.		

Ganz anders sieht es bei den Verdauungsparametern und dem Entzündungsmarker aus. Das sehr hohe Alpha 1-Antitrypsin repräsentiert den Leaky Gut, und die hohen Werte für Fettsäuren zeigen eine entzündliche Resorptionsstörung an. Die Neutralfette zeigen an, dass das Funktionssystem Leber durch Fehlernährung und H-Ionenüberschuss überfordert ist: Es gibt H-Ionen an den Magen ab und kurbelt dort eine vermehrte Säureproduktion an. Da Helicobacter immunologisch nicht nachweisbar sind, kann eine Helicobacterinfektion für die Gastritis ausgeschlossen werden. Als nächstes müssen maskierte Nahrungsmittelunverträglichkeiten überprüft werden.

■ IgG-Bestimmung

Allergene	Messwert mg/l / Reakt.-Klasse			
	0	1	2	3
Nuss-Pool (FP 1)	<2,00			
Erdnuss				
Haselnuss				
Kokosnuss				
Paranuss				
Mandel				
Gewürze Beifußpollen [illegible] Sellerie [illegible]				
Basilikum				
Majoran				
Paprika				
Pfeffer (schwarz)				
Senf				
Thymian				
Obst-Pool1 [illegible]				
Ananas				
Banane				
Kiwi				
Mango				
Obst-Pool2 [illegible]		26,80		
Apfel				
Banane				
Orange				
Pfirsich				

Reaktionsklassen:
0 <20 mg/l keine oder nicht nachweisbare Reaktion gegen das Allergen
1 20–30 mg/l grenzwertige Reaktion gegen das Allergen
2 >30 mg/l deutliche Reaktion gegen das Allergen
3 >50 mg/l starke Reaktion gegen das Allergen

Allergene	Messwert mg/l / Reakt.-Klasse			
	0	1	2	3
Gemüse-Pool (FP 51)				
Karotte	4,37			
Kartoffel				
Knoblauch				
Senf				
Tomate				
Meeresfrucht-Pool (FP 2)				
Dorsch	<2,00			
Garnele				
Lachs				
Miesmuschel				
Thunfisch				
Getreide-Pool (FP 3)	3,71			
Buchweizen				
Hafer				
Mais				
Sesam				
Weizen				
Fleisch-Pool (FP 73)	6,87			
Huhn				
Lamm				
Rind				
Schwein				
Pool Sonst. (FP 7)	10,86			
Ei				
Erdnuss				
Kuhmilch				
Reis				
Sojabohne				
Weizen				

Hier kann man nur eine leichte Reaktion bei Obst sehen, trotzdem wurde dem Patienten empfohlen, die weiter oben aufgeführten Lebensmittel für einen gewissen Zeitraum zu meiden. Medikamentös verabreichten wir Rephalysin C 3x1 vor dem Essen zur Restauration der E.coli, Zell Oxygen® Immunkomplex 3x1 Esslöffel vor dem Essen, Omega-3-Kapseln von Dr. Wolz 3x1 vor dem Essen und Iberogast 3x20 tr. nach dem Essen. Vier Monate später zeigte sich folgendes Bild:

Fax-Status: 1 Seite: 1 von 2

Untersuchungsbefund		KbE/g	Normbereich	Hinweis
■ STUHLFLORA				
aerob:	E. coli	$1 \cdot 10^7$	$(10^6 - 10^7)$	Normbereich
	E. coli-Varianten	$< 10^4$	$(\max. 10^5)$	Toleranzbereich
	Enterobacteriaceae	$< 10^4$	$(\max. 10^5)$	Toleranzbereich
	Enterococcus sp.	$2 \cdot 10^6$	$(10^6 - 10^7)$	Normbereich
	Andere Aerobe	$< 10^4$	$(\max. 10^4)$	Toleranzbereich
anaerob:	Bacteroides sp.	$3 \cdot 10^9$	$(10^8 - 10^{10})$	Normbereich
	Clostridium sp.	$< 10^6$	$(\max. 10^5)$	Toleranzbereich
	Bifidobacterium sp.	$1 \cdot 10^8$	$(10^8 - 10^{10})$	Normbereich
	Lactobacillus sp.	$5 \cdot 10^5$	$(10^5 - 10^7)$	Normbereich
	Andere Anaerobe	$< 10^6$	$(10^6 - 10^8)$	Normbereich
Pilze:	**Candida sp.**	$\mathbf{1 \cdot 10^4}$	$(\max. 10^2)$	**mäßig vermehrt**
	Geotrichum sp.	$< 10^2$	$(\max. 10^2)$	Toleranzbereich
	Andere Pilze	$< 10^2$	$(\max. 10^2)$	Toleranzbereich
pH-Wert:	7,0		(6 - 7)	Normbereich

Intestinale Ökobilanz : 2 Punkte (der Punktwert gibt summarisch die **Abweichung der Stuhlflora** von der Norm wieder, berücksichtigt jedoch nicht die weiterführenden Stuhluntersuchungen)

Die Darmflora hat sich komplett reguliert. Zudem konnten durch die Therapie in der Schleimhaut nistend Pilze gelöst werden und tauchen nun im Befund als sogenannter Ausscheidungsbefund auf.

Fax-Status: 1 Seite: 2 von 2

Untersuchungsbefund			Normbereich	Hinweis
■ VERDAUUNGSPARAMETER				
Verdauungsrückstände				
Muskelfasern	ø		(ø bis +)	Normbereich
Stärke	ø		(ø bis +)	Normbereich
Neutralfette	ø		(ø bis +)	Normbereich
Fettsäuren	+		(ø bis +)	Normbereich
■ ENTZÜNDUNGSMARKER				
Alpha 1-Antitrypsin....	0,06	mg/g	(< 0,27 mg/g)	Wert im Normbereich.
■ LOKALER IMMUNSTATUS				
Faecales IgA..............	**0,66**	**mg/g**	(> 0,7mg/g)	**Wert vermindert. Hinweis auf eine Beeinträchtigung des darmassoziierten Immunsystems.**

Erläuterungen:
+++ = mikroskopisch stark nachweisbar
++ = mikroskopisch mäßig nachweisbar
+ = mikroskopisch schwach nachweisbar

Das Alpha 1-Antitrypsin hatte sich normalisiert, nur das faecale IgA zeigt sich etwas vermindert, was mit dem Pilzbefund zusammenhängt. Da der Patient inzwischen beschwerdefrei ist, musste nicht nachbehandelt werden.

Literatur

Anders, H.J. et al.: The intestinal microbiota, a leaky gut, and abnormal immunity in kidney disease. Kidney Int. 2013 Jun;83(6):1010-6. doi: 10.1038/ki.2012.440. Epub 2013 Jan 16.

Barbara, G.: Mucosal permeability and immune activation as potential therapeutic targets of probiotics in irritable bowel syndrome. J Clin Gastroenterol. 2012 Oct;46 Suppl:S52-5. doi: 10.1097/MCG.0b013e318264e918.

Beckmann, Gero u. Rüffer, Andreas: Mikroökologie des Darms: Grundlagen – Diagnostik – Therapie, Hannover 2000

Berg, A. et al.: Wirkung einer Glukan-reichen Nahrungsergänzung auf Basis von Enzym-Hefezellen auf die LPS–induzierte Cytokin-Stimulation. Sportmed präventivmed (2011) 41/2: 15-20DOI10.1007/s12534-011-0178-3

Bischoff, S. et Crowe, S.E.: Gastrointestinal food allergy: new insights into pathophysiology and clinical perspectives. Gastroenterology. 2005 Apr;128(4):1089-113.

Blaurock-Busch, E.: Orthomolekulartherapie in der Praxis, Natura Med Verlag 1996

Bode, J.C. et al: Jejunal microflora in patients with chronic alcohol abuse. Hepatogastroenterology. 1984 Feb;31(1):30-4.

Bode, C. et Bode, J.C.: Activation of the innate immune system and alcoholic liver disease: effects of ethanol per se or enhanced intestinal translocation of bacterial toxins induced by ethanol? Alcohol Clin Exp Res. 2005 Nov;29(11 Suppl):166S-71S.

Buist, R. A.: Sauerstoffmangelsyndrom. 2. Auflg. Wiesbaden 2013

de Kort, S.: Leaky gut and diabetes mellitus: what is the link? Obes Rev. 2011 Jun;12(6):449-58. doi: 10.1111/j.1467-789X.2010.00845.x. Epub 2011 Mar 8.

Del Piano, M. et al.: Assessment of the capability of a gelling complex made of tara gum and the exopolysaccharides produced by the microorganism Streptococcus thermophilus ST10 to prospectively restore the gut physiological barrier: a pilot study. J Clin Gastroenterol. 2014 Nov-Dec;48 Suppl 1:S56-61. doi: 10.1097/MCG.0000000000000254.

de Magistris, L. et al.: Alterations of the intestinal barrier in patients with autism spectrum disorders and in their first-degree relatives. J Pediatr Gastroenterol Nutr. 2010 Oct;51(4):418-24. doi: 10.1097/MPG.0b013e3181dcc4a5.

Douek, D.: HIV disease progression: immune activation, microbes, and a leaky gut. Top HIV Med. 2007 Aug-Sep;15(4):114-7.

Drago, S. et al.: Gliadin, zonulin and gut permeability: Effects on celiac and non-celiac intestinal mucosa and intestinal cell lines. Scand J Gastroenterol. 2006 Apr;41(4):408-19.

El-Tawil, A.M.: Zinc supplementation tightens leaky gut in Crohn's disease. Inflamm Bowel Dis. 2012 Feb;18(2):E399. doi: 10.1002/ibd.21926. Epub 2011 Oct 12.

Fasano, A. et Shea-Donohue, T.: Mechanisms of disease: the role of intestinal barrier function in the pathogenesis of gastrointestinal autoimmune diseases. Nat Clin Pract Gastroenterol Hepatol. 2005 Sep;2(9):416-22.

Fasano, A.: Zonulin and its regulation of intestinal barrier function: the biological door to inflammation, autoimmunity, and cancer. Physiol Rev. 2011 Jan;91(1):151-75. doi: 10.1152/physrev.00003.2008.

Fasano, A.: Leaky gut and autoimmune diseases. Clin Rev Allergy Immunol. 2012 Feb;42(1):71-8. doi: 10.1007/s12016-011-8291-x.

Fukui, H.: Gut-liver axis in liver cirrhosis: How to manage leaky gut and endotoxemia. World J Hepatol. 2015 Mar 27;7(3):425-42. doi: 10.4254/wjh.v7.i3.425.

Gecse, K. et al: Leaky gut in patients with diarrhea-predominant irritable bowel syndrome and inactive ulcerative colitis. Digestion. 2012;85(1):40-6. doi: 10.1159/000333083. Epub 2011 Dec 14.

Hawkesworth, S. et al.: Evidence for metabolic endotoxemia in obese and diabetic Gambian women. Nutr Diabetes. 2013 Aug 26;3:e83. doi: 10.1038/nutd.2013.24.

Hollander, D.: Crohn's disease, TNF-alpha, and the leaky gut. The chicken or the egg? Am J Gastroenterol. 2002 Aug;97(8):1867-8.

Karakuła-Juchnowicz, H. et al.: The role of IgG hypersensitivity in the pathogenesis and therapy of depressive disorders. Nutr Neurosci. 2014 Sep 30. [Epub ahead of print]

Kräftner, S.: Leaky gut Syndrom. In: Medicalsportsnetwork 3 / 2011

Lamprecht, M. et Frauwallner, A.: Exercise, intestinal barrier dysfunction and probiotic supplementation. Med Sport Sci. 2012;59:47-56. doi: 10.1159/000342169. Epub 2012 Oct 15.

Lin, R. et al.: Abnormal intestinal permeability and microbiota in patients with autoimmune hepatitis. Int J Clin Exp Pathol. 2015 May 1;8(5):5153-60. eCollection 2015.

Liu, Z. et al.: Tight junctions, leaky intestines, and pediatric diseases. Acta Paediatr. 2005 Apr;94(4):386-93.

Luettig, J. et al.: Claudin-2 as a mediator of leaky gut barrier during intestinal inflammation. Tissue Barriers. 2015 Apr 3;3(1-2):e977176. doi: 10.4161/21688370.2014.977176. eCollection 2015.

MacArthur, R.D. et DuPont, H.L.: Etiology and pharmacologic management of noninfectious diarrhea in HIV-infected individuals in the highly active antiretroviral therapy era. Clin Infect Dis. 2012 Sep;55(6):860-7. doi: 10.1093/cid/cis544. Epub 2012 Jun 14.

Maes M. et al.: Normalization of the increased translocation of endotoxin from gram negative enterobacteria (leaky gut) is accompanied by a remission of chronic fatigue syndrome. Neuro Endocrinol Lett. 2007 Dec;28(6):739-44.

Maes, M. et al.: Increased IgA and IgM responses against gut commensals in chronic depression: further evidence for increased bacterial translocation or leaky gut. J Affect Disord. 2012 Dec 1;141(1):55-62. doi: 10.1016/j.jad.2012.02.023. Epub 2012 Mar 11.

Marchbank T, Davison G, Oakes JR, Ghatei MA, Patterson M, Moyer MP and Playford RJ: The nutriceutical bovine colostrum truncates the increase in gut permeability caused by heavy exercise in athletes. Am J Physiol Gastrointest Liver Physiol 300: G477-G484, 2011.

Moll, Ralf u. Spiller, Wolfgang: Schachmatt den Allergien, Schnitzer-Verlag 1994

Muraca, M. et al.: Gut microbiota-derived outer membrane vesicles: under-recognized major players in health and disease? Discov Med. 2015 May;19(106):343-8.

Odenwald, M.A. et Turner, J.R.: Intestinal permeability defects: is it time to treat? Clin Gastroenterol Hepatol. 2013 Sep;11(9):1075-83. doi: 10.1016/j.cgh.2013.07.001. Epub 2013 Jul 12.

Oldhaver, M. u. Spiller, W.: Probiotika in der naturheilkundlichen Therapie. Wiesbaden 2015

Ovelgönne, J.H.et al.: Decreased levels of heat shock proteins in gut epithelial cells after exposure to plant lectins. Gut. 2000 May;46(5):679-87.

Panwar H. et al: Probiotics as potential biotherapeutics in the management of type 2 diabetes – prospects and perspectives. Diabetes Metab Res Rev. 2013 Feb;29(2):103-12. doi: 10.1002/dmrr.2376.

Paolella, G. et al.: Gut-liver axis and probiotics: their role in non-alcoholic fatty liver disease. World J Gastroenterol. 2014 Nov 14;20(42):15518-31. doi: 10.3748/wjg.v20.i42.15518.

Parlesak, A.: Bakterielle Erkennungsstrukturen und intestinale Barriere. In: Bischoff, S. (Hrsg.): Probiotika, Präbiotika und Synbiotika. Stuttgart 2009

Piya, M.K. et al.: Metabolic endotoxaemia: is it more than just a gut feeling? Curr Opin Lipidol. 2013 Feb;24(1):78-85. doi: 10.1097/MOL.0b013e32835b4431

Saggioro A.: Leaky gut, microbiota, and cancer: an incoming hypothesis. J Clin Gastroenterol. 2014 Nov-Dec;48 Suppl 1:S62-6. doi: 10.1097/MCG.0000000000000255.

Samsam, M. et al.: Pathophysiology of autism spectrum disorders: revisiting gastrointestinal involvement and immune imbalance. World J Gastroenterol. 2014 Aug 7;20(29):9942-51. doi: 10.3748/wjg.v20.i29.9942.

Sartor, R.B.: Microbial influences in inflammatory bowel diseases. Gastroenterology. 2008 Feb;134(2):577-94. doi: 10.1053/j.gastro.2007.11.059.

Schröder, B.O.: The relationship between human beta-defensins and anaerobic commensal gut microbiota. Diss. Tübingen 2011

Shen, L. et Turner, J.R.: Role of epithelial cells in initiation and propagation of intestinal inflammation. Eliminating the static: tight junction dynamics exposed. Am J Physiol Gastrointest Liver Physiol. 2006 Apr;290(4):G577-82.

Spiller, Wolfgang: Neurodermitis, Krankheit ohne Ausweg, Verlag Natürlich und Gesund 1991

Sturniolo, G.C. et al.: Zinc supplementation tightens "leaky gut" in Crohn's disease. Inflamm Bowel Dis. 2001 May;7(2):94-8.

Taneja, V.: Arthritis susceptibility and the gut microbiome. FEBS Lett. 2014 Nov 17;588(22):4244-9. doi: 10.1016/j.febslet.2014.05.034. Epub 2014 May 27.

Terjung, B. et Spengler, U.: Atypical p-ANCA in PSC and AIH: a hint toward a "leaky gut"? Clin Rev Allergy Immunol. 2009 Feb;36(1):40-51. doi: 10.1007/s12016-008-8088-8.

Vaarala, O. et al.: The "perfect storm" for type 1 diabetes: the complex interplay between intestinal microbiota, gut permeability, and mucosal immunity. Diabetes. 2008 Oct;57(10):2555-62. doi: 10.2337/db08-0331.

Werthmann, Konrad: Enterale Allergien, Stuttgart 1999

Weston, B. et al.: An agent-based modeling framework for evaluating hypotheses on risks for developing autism: effects of the gut microbial environment. Med Hypotheses. 2015 Apr;84(4):395-401. doi: 10.1016/j.mehy.2015.01.027. Epub 2015 Jan 28.

Wiernsperger, N.: Hepatic function and the cardiometabolic syndrome. Diabetes Metab Syndr Obes. 2013 Oct 10;6:379-88. doi: 10.2147/DMSO.S51145.

Glossar

Ätiologie	Lehre von der Ursache der Entstehung von Krankheiten
Antigene	Moleküle, die eine Abwehrreaktion des Immunsystems auslösen können
Antioxidantien	Stoffe, welche die Zellen vor freien Radikalen schützen
Beta-Glucane (Hefe)	Zellwandbestandteile der Hefe mit immunregulatorischer Wirkung
Candidose	Pilzbefall
CD4-Lymphozyt	T-Helfer-Zellen
Cholangitis	Entzündung der Gallenwege
Claudine	Proteine, welche die Zwischenräume zwischen den Zellen verschließen können.
Defensin	antimikrobielles Peptid
Dysbiose	Ungleichgewicht in der Zusammensetzung der Darmflora
Dysfermentie	Störung in der Absonderung oder Zusammensetzung der Verdauungsenzyme
Endotoxämie	Vergiftung, die durch den Zerfall von Bakterien verursacht wird. Dabei werden so genannte Endotoxine frei und diese gelangen ins Blut.
Enteropathie	Gesamtheit der Krankheiten der Schleimhaut von Magen- und Darmtrakt
Enterozyt	Zelle des Dünndarmepithels, die für die Resorption unterschiedlicher Stoffe aus der Nahrung zuständig ist
Epithel	Deckgewebe
Fibrose	krankhafte Vermehrung des Bindegewebes
gastrointestinal	den Magen-Darm-Trakt betreffend
Homöostase	das physiologische Streben nach Einhaltung eines Gleichgewichts, das für die Lebenserhaltung und Funktion eines Organismus oder eines Organs notwendig ist
intestinal	den Darm betreffend
Lipid	Fett

Mikrobiologische Therapie	Therapie mit Prä- und Probiotika
Mikrobiota	Darmflora
Monopräparat	Präparat mit nur einem Wirkstoff
Mukosa, mukosal	Schleimhaut, die Schleimhaut betreffend
Nephron	kleinste Funktionseinheit der Niere
Noxen	Substanz, die einem biologischen Organismus Schäden zufügt
Pathogenese	Krankheitsentstehung bzw. -verlauf
Pathophysiologie	Lehre von den krankhaft veränderten Körperfunktionen sowie ihrer Entstehung und Entwicklung
Permeabilität	Durchlässigkeit
Phytotherapie	Therapie mit pflanzlichen Wirkstoffen
Präbiotika	Präbiotika sind unverdauliche Ballaststoffe und dienen den Probiotika als Nahrung.
Proband	Versuchsperson
Probiotika	Präparate mit lebensfähigen Mikroorganismen
Proliferation	schnelles Wachstum bzw. die Vermehrung oder Wucherung eines Gewebes.
Prostanoide	Gewebshormone, die aus Arachidonsäure gebildet werden
Proteasen	Enzyme, die andere Enzyme, Proteine und Polypeptide hydrolytisch abbauen (= verdauen) können
Proteaseinhibitoren	Moleküle, die Proteasen hemmen und damit den Abbau von Proteinen verhindern können
Remission	temporäres oder permanentes Nachlassen von Krankheitssymptomen
Sekretion	Abgabe von für den Organismus wichtigen Substanzen (z.B. Hormone, Verdauungsenzyme)
Spondylitis ankylosans	chronisch entzündliche, seronegative Systemerkrankung aus dem rheumatischen Formenkreis

Surrogat-Marker	patientenrelevante Endpunkte in klinischen Studien, die durch Interventionen (Medikamente, Eingriffe usw.) erreicht werden sollen
Tight Junction	Zellkontakte, mit denen Epithelzellen aneinander geheftet sind
Toxine	Giftstoffe
Translokation	in der Genetik Umlagerung von Chromosomenabschnitten, bei der meist zwei Chromosomen-Stücke untereinander ausgetauscht werden
Urämie	Harnvergiftung, Auftreten harnpflichtiger Substanzen im Blut
Zonulin	Regulatorprotein, das als Marker genutzt wird, um die Durchlässigkeit der Darmschleimhaut zu messen
Zytokine	vom menschlichen Körper produzierte regulatorische Eiweiße (Peptide), die der Steuerung der Immunantwort dienen
Zytoskelett	Das aus Proteinen aufgebaute Netzwerk im Zytoplasma jeder Zelle. Es ist verantwortlich für die mechanische Stabilisierung der Zelle und ihre äußere Form, für aktive Bewegungen der Zelle als Ganzes sowie für Bewegungen und Transporte innerhalb der Zelle.

Abkürzungsverzeichnis

Abb.	Abbildung
AIH	Autoimmunhepatitis
ASS	Autismus-Spektrum-Störungen
BSE	bovine spongiforme Enzephalopathie
CD4	cluster of differentiation 4
CED	Chronisch entzündliche Darmerkrankungen
CFS	Chronicle Fatigue Syndrome (Chronisches Erschöpfungssyndrom)
CKD	Chronische Niereninsuffizienz
E.	Escherichia
EPA	Eicosapentaensäure
EPX	Eosinophiles Protein X
FC	Fäkales Calprotectin
H	Wasserstoff
hBD-2	Humanes Beta-Defensin 2
HIV	human immunodeficiency virus
Ig	Immunglobulin
IPT	Intestinale Permeabilität
LPS	Lipopolysaccharide
NO	Stickstoffmonoxid
OMV	Outer Membrane Vesicles (äußere Membranvesikel
p-ANCA	Perinukleäre antineutrophile zytoplasmatische Antikörper
PMN-Elastase	Polymorphonuklear-Elastase
PSC	Primär sklerosierende Cholangitis
sIG	Sekretorisches Immunglobulin
T-Zellen	Thymus-Zellen
z.B.	Zum Beispiel

Über die Autoren

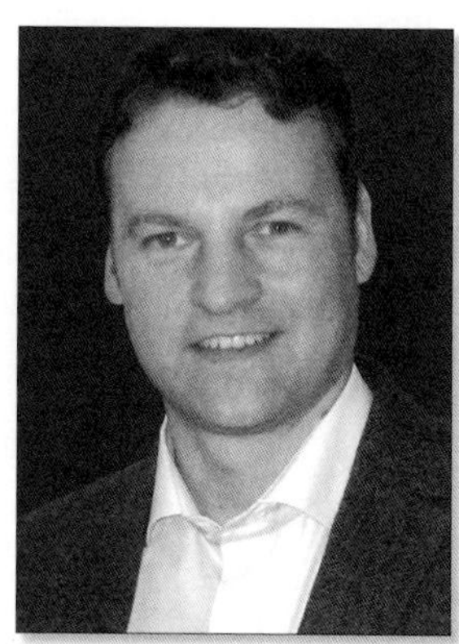

Dr. Mathias Oldhaver

Dr. Mathias Oldhaver ist Heilpraktiker und Medizinjournalist. Als Autor von Fachartikeln und -büchern sowie durch TV-Auftritte hat er sich bei einem gesundheitsorientierten Publikum bekannt gemacht. Mathias Oldhaver hat die Lehre von der Ethnoeubiotik entwickelt, die versucht, die Gründe für die Eigenschaften zu identifizieren, bei denen uns die Naturvölker voraus sind. Über seine zahlreichen Expeditionsreisen und exotischen Heilpflanzen und -methoden berichtet Oldhaver in seinem Ethnoblog (www.ethnoblog.de).

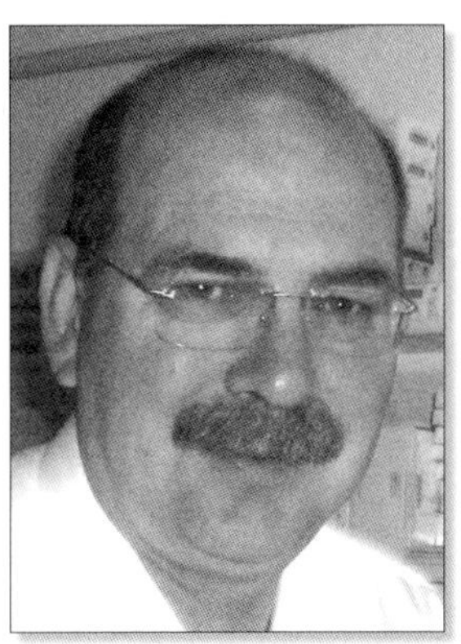

Wolfgang Spiller

Wolfgang Spiller ist Heilpraktiker, Mikroimmuntherapeut, Ausbilder, Autor und Fachreferent. 1984 gründete Wolfgang Spiller in Villingen-Schwenningen die Schwarzwaldklinik und damit die erste Fachklinik für Ernährungsmedizin überhaupt. Hier wurden über 13.000 Patienten mit atopischen Erkrankungen, also Neurodermitis, Asthma und Allergien, durch ein von ihm entwickeltes neues medizinisches Therapiekonzept sehr erfolgreich behandelt. 1989 erfolgte parallel zur Klinik die Eröffnung der Spillermedic Naturheilpraxis und 2004 die Intergration von Spillerradionik – Labor für klinische Radionik. Seine medizinische Laufbahn startete Wolfgang Spiller als Fachpfleger für Intensivmedizin und Fachpfleger für Urologie. Spiller zeichnet sich durch umfassendes Wissen aus, das er sich durch seine langjährige Tätigkeit mit mittlerweile unzähligen Patienten erworben hat.

Weitere Bücher der Autoren

Dr. Mathias Oldhaver – Wolfgang Spiller

Probiotika

in der naturheilkundlichen Therapie

Die große Bedeutung der Darmflora für den Zustand des menschlichen Organismus wird durch ständig neue Studien belegt. Gleichzeit steigt auch die Zahl der Untersuchungen, die das therapeutische Potenzial von Probiotika aufzeigen, sei es zur Unterstützung des darmbasierten Immunsystems und bei Allergien oder sei es bei Antibiotika-assoziierter Diarrhöe, bei chronisch entzündlichen oder infektiösen und funktionellen Darmerkrankungen; ja selbst bei Tumorerkrankungen und Übergewicht ist die Therapie mit Probiotika offenbar sinnvoll. Das Buch gibt einen Überblick über die aktuelle Studienlage und stellt auf dieser Basis die Einsatzmöglichkeiten von Pro- und Präbiotika vor. Der ausführliche Praxisteil widmet sich der Darmsanierung. Vorgestellt werden die Kriterien einer hinweisgebenden Stuhluntersuchung sowie konkrete Therapievorschläge für einzelne – mit der Darmgesundheit assoziierte – Krankheitsbilder. Das Buch richtet sich in erster Linie an Therapeuten, ist aber auch für den interessierten Laien gut verständlich.

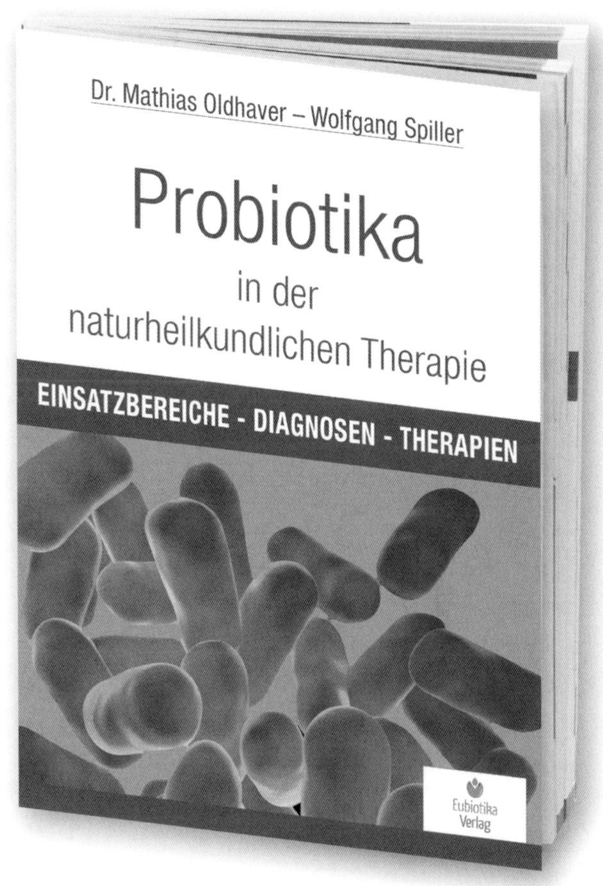

Eubiotika-Verlag 2015
ISBN 978-3944592077
12,80 € [D]

Impressum

Dr. Mathias Oldhaver

Wolfgang Spiller

Leaky Gut – der durchlässige Darm
Ursachen, Diagnose und naturheilkundliche Behandlung

ISBN: 978-3-944592-11-4
1. Auflage 2015

Bibliographische Information der Deutschen Nationalbibliothek
Die Deutsche Nationalbibliothek verzeichnet diese Publikation in der Deutschen Nationalbibliographie; detaillierte bibliographische Daten sind im Internet über http://dnb.d-nb.de abrufbar.

www.eubiotika-verlag.de

Lektorat: Maja Kunze, mk büro Berlin

Gestaltung: Manuela Kloos, MK Kontur

Grafiken: Wolfgang Herzig

Bildnachweis Titel: fotolia (fotoliaxrender)

Printed in Germany

Wichtiger Hinweis:

Die in diesem Buch dargestellten Erkenntnisse und Studien wurden sorgfältig recherchiert und von den Autoren nach bestem Wissen und Gewissen wiedergegeben. Dennoch kann keine Garantie übernommen werden. Eine Haftung des Autors oder des Verlages für Schäden, die sich durch Anwendung der im Buch enthaltenen Empfehlungen ergeben, ist ausgeschlossen. Alle Informationen ersetzen in keinem Fall ärztlichen Rat und ärztliche Hilfe. Bei erkennbaren Krankheiten ist in jedem Fall ein Arzt aufzusuchen.